一看就懂！经皮毒排毒全书

[日] 稻津教久　[日] 池川明　著
彭葰淇　余新颜　译

中国出版集团
中译出版社

图书在版编目（CIP）数据

一看就懂！经皮毒排毒全书／（日）稻津教久，（日）池川明著；彭蓺淇，余新颜译. —北京：中译出版社，2019.6

ISBN 978-7-5001-5983-4

Ⅰ.①一⋯　Ⅱ.①稻⋯　②池⋯　③彭⋯　④余⋯　Ⅲ.①毒物－排泄－基本知识　Ⅳ.①R161

中国版本图书馆CIP数据核字（2019）第102884号

SLOW ECOLOGY NO SUSUME ZUKAI KEIHIDOKU DETOX
Copyright © Norihisa Inazu, Akira Ikegawa 2006
All rights reserved.
First original Japanese edition published by Nitto Shoin Honsha Co.,Ltd.,Japan.
Chinese (in simplified character only) translation rights arranged with Nitto Shoin Honsha Co.,Ltd.,Japan.
through CREEK & RIVER Co., Ltd. and CREEK & RIVER SHANGHAI Co., Ltd.

版权登记号：01—2019—1304

出版发行：中译出版社
地　　址：北京市西城区车公庄大街甲4号物华大厦6层
电　　话：（010）68359376；68359827（发行部）；68357328（编辑部）
传　　真：（010）68357870
邮　　编：100044
电子邮箱：book@ctph.com.cn
网　　址：http：//www.ctph.com.cn

总 策 划：张高里
责任编辑：郭宇佳
封面设计：潘　峰

排　　版：北京中文天地文化艺术有限公司
印　　刷：山东泰安新华印务有限责任公司
经　　销：新华书店

规　　格：710mm×1000mm　1/16
印　　张：9
字　　数：106千字
版　　次：2019年6月第1版
印　　次：2019年6月第1次

ISBN 978-7-5001-5983-4　　　　定价：39.80元

版权所有　侵权必究
中　译　出　版　社

前言

要说我们的生活是由各类化学物质组成的,也不算言过其实。塑料制品、农药、药品、食物添加剂、合成洗涤剂和建筑材料等构成了我们的衣食住行。很多化学物质便宜轻便、不易损坏、不会生锈,再加上便于保存、外观漂亮等特点,便顺理成章地在我们的生活中"泛滥"。

我们每天在不知不觉中会使用超过10种的化学物质,同时毫不知情地将其释放到环境中。原本是考虑到经济便捷而被开发制造出来的化学物质,却将我们自己的生活置于险地。这其中被称为"环境激素"的物质,经证实只需极少量便会危害人体原有的激素作用。

水银、铅、砷、铝等重金属会富集于环境中,尤其会在鱼、虾、贝类体内大量积蓄。对于处在食物链顶端的人类来说,毫无疑问将会受到这些重金属的危害。

像这样的化学物质或多或少会积蓄在我们体内。但遗憾的是,我们的身体并没有可以将这些有害的化学物质完全净化并迅速排出的功能。因此,日常生活中吸收的化学物质会一点点地在人体内富集,最终成为影响我们健康的罪魁祸首。

对于经由口鼻进入体内的有害化学物质,人们已经开始重视;但是经由皮肤渗入体内的毒素却尚属盲点,不为大众所知。洗发水、护发素、洗衣粉、洗衣液、厨房清洁剂和化妆品等产品中添加的合成表面活性剂就是经皮毒的典型代表。

经皮毒虽然量小，但它可以经由皮肤慢慢渗入体内，随皮下脂肪和血液流动扩散至各个脏器发挥毒性。如果可以减少经由皮肤渗入体内的有害化学物质，身体内毒素的积蓄就会变少，我们的身体就会慢慢恢复健康。

这就需要我们对经皮毒有正确的认识。现代生活中必不可少的一条原则是："自己的健康由自己来守护"。笔者基于"避免毒素进入体内"这一思想完成本书，通过图解和表格简单明了地向读者说明在日常生活中应当注意的事项。希望这本书能指导读者在日常生活中进行简单、有效的排毒，守护自己的健康。

目 录

第1章　正因为是经皮毒，所以更需要排毒
——经由皮肤渗入体内的、威胁人体健康的有害物质

排出体内"毒素" ··· 2

毒素从何而入 ·· 7

揭开经皮毒的"真实面目" ······························ 12

经皮毒是潜伏在日用品中的隐形"杀手" ················ 14

了解有害化学物质进入人体后的"路线" ················ 18

从经皮毒角度看有害化学物质的影响 ···················· 21

对下一代的影响——毒性的代际传递 ···················· 26

专栏　第一课　越来越美，还是越来越"毒"？ ········ 30

第2章　危害健康的有害化学物质
——需要排出体外的化学物质

有些金属元素是人体所必需的，有些却不是 ············ 32

铅——中毒危害巨大 ···································· 37

镉——引发公害病的"主角" ···························· 40

水银——危害大脑及肾脏 ································ 43

砷——引发中毒事件的"元凶"·················· 48

铝——潜伏在日常生活中的有害金属··············· 51

毛发检验可以检测出体内的有害金属··············· 54

20世纪出现的从石油中提取的化学物质············· 57

环境激素的危害不容小觑···················· 60

是否含有经皮毒物质，看看产品成分列表就知道了········ 65

了解日用品中所含的经皮毒物质················· 70

专栏 第二课 越来越美，还是越来越"毒"？········ 76

第3章 一起来了解排毒的方法吧
——排出毒素，一身轻松

所有人都拥有解毒系统和代谢机能················ 78

击退入侵毒素的力量——免疫力················· 83

肠道年龄是健康的关键所在··················· 86

健康肠道带来的排毒效果···················· 91

导致人体老化的元凶之一——氧自由基·············· 94

经皮毒排毒食物大公开····················· 99

压力是万病之根本······················· 101

专栏 第三课 越来越美，还是越来越"毒"？········ 104

第4章 有效排毒的缓慢生态法
——为了心灵、身体和地球的健康

排毒的第一步是阻止有害物质进入体内 ·················· **106**

避免经皮毒积蓄，应该怎样选择日用品 ·················· **111**

防止食品污染和环境污染 ································ **116**

增强代谢功能活性，提高排毒效率 ······················ **118**

吃什么排毒效果最好 ···································· **122**

为了达到排毒效果，请积极摄入这些营养成分 ············ **126**

值得推荐的排毒法 ······································ **128**

推荐有益于身心健康的缓慢生态法 ······················ **132**

后记 ·· **136**

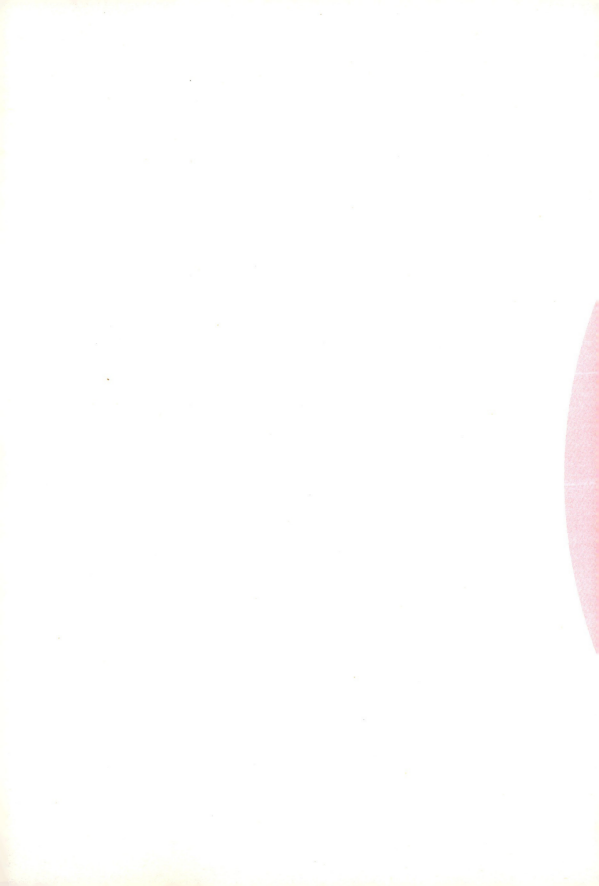

第1章

正因为是经皮毒,所以更需要排毒
——经由皮肤渗入体内的、威胁人体健康的有害物质

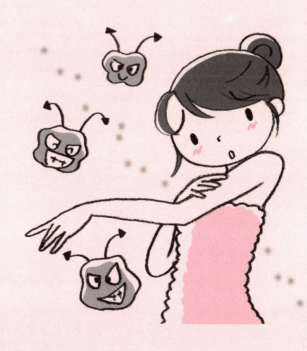

排出体内"毒素"

> 排毒是指净化、排出体内的毒素,让身体重获健康。

🌸 危险的毒素会进入体内

通过呼吸和饮食,我们可以从体外获得赖以生存的氧气、水分和营养。在这一过程中,进入体内的不仅有身体所必需的物质,也有不需要的甚至是危害健康的物质。

现代社会大气污染、水质污染以及食品污染等环境问题日趋严重,我们身边遍布着危及健康的危险物质。这些有害物质可通过各种各样的方式进入人体,如果不加重视任其积蓄在体内,很容易引起身体不适甚至引发疾病。

研究表明,近年来日渐增加的慢性病和一些无法探明病因的病症都与这些有害物质有关。所以本书想要提出"排毒"这一概念,即净化并排除体内积蓄的有害物质。

正因为是经皮毒,所以更需要排毒 第1章

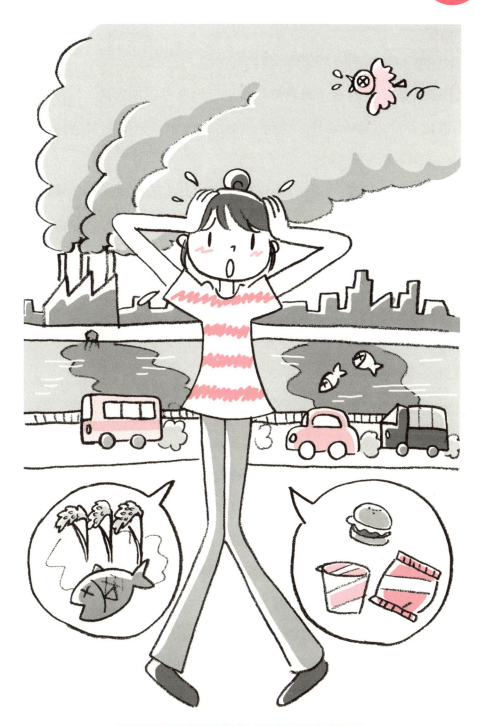

我们的身边到处充斥着威胁健康的有害物质

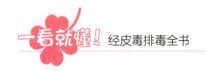

❀ 所谓排毒,"毒"到底是什么

排毒,字面上的意思是将毒素排出,但这里说的毒素与河豚毒、乌头毒等由各种生物(动物、植物、微生物等)产生的毒素还是略有不同的。

本书中的"毒素",指的是充斥在我们身边的金属、矿物质以及化学物质中的被人体吸收后可能会危害健康的物质,主要是人体不需要的金属及以石油为原料制成的化学合成物质,通常来说这类物质对人体的危害性较大。由于金属和矿物质严格来说也属于化学物质,因此本书将排毒过程中需要排出的毒素,即对人体有害的化学物质统称为"有害化学物质"。

❀ 营养过剩也会产生"毒素"

人类维持生命和健康需要摄入适量的营养成分,然而,如果过量摄取营养,反而会对身体造成负担。如人们常通过服用营养品来补充维生素A和锌等营养成分,但研究表明,若摄取过量,也会给人体带来危害;同样,如果过量服用用于治疗疾病的药物,也会危害健康。

"以毒攻毒"是指人体适度摄取毒素其实是有益于健康的。有些药物正是基于这一理念,利用有毒的药物来治疗病症。然而凡事都要适度,"是药三分毒",如果任意滥用,就会产生毒副作用。

🌸 排毒的必要性

为什么当今社会广泛呼吁大家进行排毒呢？这是因为现代人体内已经积蓄了比以往任何时候都要多的毒素。不仅有周边环境中化学物质日益增多的原因，也有各种各样其他的原因。

随着科学的发展，我们会在各种始料未及的情况下接触到有害化学物质并将其吸收。研究发现，此前认为剂量和浓度对人体无害的某些化学物质，实际上对人体也产生了危害。另外，由于饮食结构的变化造成营养的不均衡，人体原有的排毒功能也降低了，这些都是现代人不得不重视排毒的原因。

🌸 避免吸收和积蓄毒素最重要

人体具有将进入体内的有害化学物质分解并代谢出体外的功能。但是，如果进入体内的有害化学物质的量超过了人体新陈代谢的速度，这些毒素将会积蓄体内并发挥有害作用。正是由于这类毒素的不断积蓄，最终危害了人体健康。

在现代社会，我们接触有害化学物质的机会在逐渐增多，我们身体将其净化排出的能力却在衰退。

我们说的排毒，根本在于不要让人体吸收过量的有害化学物质，同时提高人体净化、排出有害化学物质的能力，避免人体内毒素积蓄。

当有害化学物质积蓄体内时

研究表明，当有害化学物质在体内积蓄时，人体会产生如下症状：

1	免疫力低下
2	新陈代谢减缓
3	肝肾功能异常
4	脑功能障碍、意识障碍
5	诱发过敏
6	致癌
7	激素紊乱
8	引发其他身体不适

排毒带来的益处

如果将体内沉积的有害化学物质排出体外，人体会有什么样的健康表现呢？

1	增强免疫力
2	加速新陈代谢
3	恢复内脏及消化器官的健康
4	预防慢性病
5	缓解过敏
6	护肤美容
7	调节体内激素平衡
8	恢复身心平静

毒素从何而入

> 人类通过三种途径将赖以生存的营养和氧气从体外摄入体内，有害的化学物质也随之进入体内。它们究竟是从何而入的呢？

1. 通过口腔摄入——经口吸收

✿ 有害化学物质与食物一起进入人体内

有害化学物质进入人体的第一种途径是混在食物与饮品中，通过口腔进入，这也是从体外吸收物质最多的一种途径，我们称之为经口吸收。人体通过进餐摄取维持生理机能、支撑身体活动所必需的营养成分，与此同时，有害化学物质也会随之进入体内。

不过，人体虽通过口腔摄入有害物质，但同时也拥有一套防御体系。为了将日常食物、饮品中所含有的微量毒素转化为无毒物质，人体会通过肝脏进行排毒。

✿ 肝脏的排毒功能

经口吸收的有毒物质，90%以上都可以通过肝脏进行排毒。但问题是，大家每天吃的食物、喝的饮品中含有大量自然界中并不存在的人工合成的有害化学物质。比如，为保鲜或调味而使用的食品添加剂，蔬菜里残留的农药，被污染的肉类和鱼类，甚至是饮用水等。肝脏的排毒功能并不能很好地作用于这类新出现的有害化学物质。

有害物质经口吸收的吸收率很高，尽管肝脏可以中和掉一部分毒素，但是我们仍需警惕食物中添加的有害化学物质以及逃过解毒环节的"漏网之鱼"。

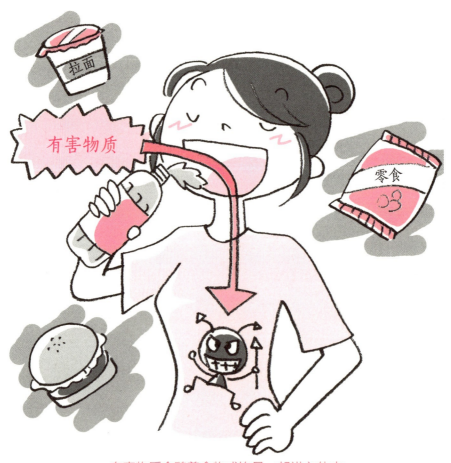

有害物质会随着食物或饮品一起进入体内

2. 通过呼吸吸入——经呼吸道吸收

人体通过呼吸补给氧气

有害化学物质进入人体的另一种途径是在口鼻摄入维持生命所必需的养分时被吸入体内。绝大多数的地球生物需要氧气，人类通过肺吸收空气中的氧气，再通过血液运送到身体的各个器官。

肺呼吸吸入的空气中混杂着比例均衡的氮、氧、二氧化碳等成分，如果不含对身体有害的成分，那么肺就可以只给人体补给其所必需的氧气；但是，如果空气中混杂了有害的化学物质，那么这些物质或是残留肺中影响肺功能，或是和氧气一起经由血液遍及全身各个器官，从而造成严重后果。

谁也无法逃离大气污染的魔爪

由于肾脏无法对经由肺吸收的有害化学物质进行排毒，因此这类毒素会直接作用于人体。然而，有害化学物质与氧气一同流入血液是需要一定条件的，因此，那些无法进入血液循环的有害化学物质会残留在肺中，危害肺脏健康。

我们生活的环境中大气污染有增无减。工厂、汽车排放出的废气，焚烧垃圾时排放出的二噁英，肆意喷洒的农药及杀虫剂，劣质建材释放的有害化学物质，空气清新剂以及一些香水挥发出来的气体……包括引发大众热议的石棉，都是通过呼吸道进入人体的有害化学物质。

考虑到吸入有害化学物质的危险性，我们应将大气污染看作全民问题，治理污染刻不容缓。

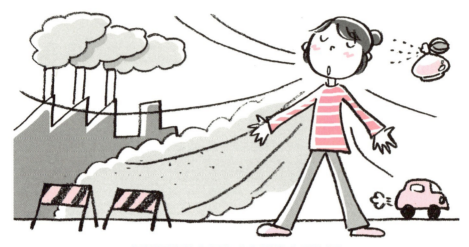

受到污染的大气中含有很多有害物质

3. 通过皮肤渗入——经皮吸收

🌸 经由皮肤渗入体内的有害化学物质

有害化学物质进入体内的第三种途径是经由皮肤渗入体内。虽然很难想象,但我们的皮肤确实会呼吸,也会补充水分和油分。关于这一点,只要想想外涂药膏和湿敷药的效果就能理解了。

皮肤将人体包裹住,与外部隔离开来,避免体内各种组织和器官遭受高温、气压、多余的水分、有毒物质、细菌和病毒等的侵袭。在这里,位于皮肤表层的角质层发挥了巨大作用。它既可以根据需要吸收水分、保持皮肤湿润,又可以分泌油分形成皮脂,以保护皮肤不受外来物质的侵袭,这就是皮肤所具有的屏障功能。

但即便如此,还是会有少量物质通过皮肤被人体吸收。有害化学物质一旦经由皮肤渗入体内,就会积蓄在皮下脂肪或渗入血液及淋巴液,总之很难轻易排出体外。由于肝脏的排毒功能也无法作用于此类物质,所以毒素很容易残留体内。笔者将有害化学物质经由皮肤渗入体内这一现象称为"经皮毒",其显著特征是,通过皮肤吸收的量虽然少但极易积蓄体内。

对比以上三种途径,我们可以发现,从排毒角度来看,量少但易积蓄的经皮毒更值得我们重新审视。

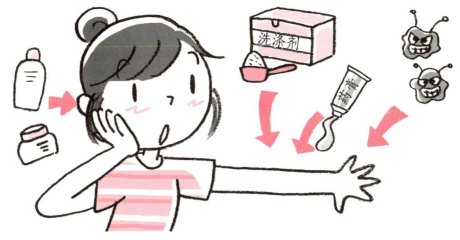

伴随着洗涤剂、化妆品及外用药膏等的使用,毒素会经皮肤渗入体内

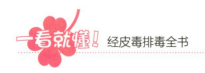

揭开经皮毒的"真实面目"

由于经皮吸收时人体并没有太大的感觉，因此常常被人忽视。那么经皮毒的"真实面目"到底是什么呢？

❀ 从医用药物角度重新认识经皮毒

现如今，医学上对经皮吸收的认识在不断刷新，除了常见的湿敷药和外涂药膏外，将药物贴片贴在皮肤上以治疗某些特殊病症的技术也在不断进步。比如，治疗哮喘、心绞痛的药物贴片以及用于治疗妇科疾病的激素药剂等，都不是作用于皮肤或肌肉的药物，而是直接通过皮肤进入人体发挥疗效。

根据药物性质，有些药物使用经皮吸收的方式要比口服方式效果更加显著，同时药性持续时间也更长。因此，使用药物贴片，通过皮肤来吸收药效这种方式就被推广开来。但换言之，这也意味着如果皮肤吸收的是有害物质，影响也会危及全身。

❀ 无意识经皮吸收的危险

人体通过皮肤吸收某些物质时，并不会感觉到疼痛或刺激，同时也因为绝大多数人并没有意识到有害化学物质会通过皮肤进入体内，所以经皮毒的危害性极易被我们忽视。因此，食品加工生产时被严令禁止添加的化学成分，在制作与皮肤亲密接触的日用品时却往往不被重视，甚至被列为主要成分。

我们很难证实体内积蓄的有害化学物质究竟是通过什么途径被吸收的，但是考虑到经皮毒难排毒、易积蓄的特性，持续使用含有害化学物质的日用品是十分危险的。有研究表明，受经皮毒影响，已经有人出现了诸如皮肤受损、过敏、妇科疾病等病症。

❀ 特定条件下经皮吸收率会提高

人体的皮肤具有屏障功能，因此并不会什么物质都吸收。相较于经口吸收与经呼吸道吸收，经皮吸收的吸收率较低。但是，一旦满足特定条件，其吸收率便会提升到原来的2—3倍。洗涤剂或化妆品中就含有提高经皮吸收率的成分，而我们又常在吸收率较高的情况下使用这些产品。也就是说，我们在危险的情况下不经意地使用着含有危险物质的日常用品。

❀ 致使经皮吸收率提高的条件有哪些

1	角质层较薄的部位（如脸、头皮、生殖器周围，儿童和老人的皮肤等）
2	因受伤或疾病导致角质层受损时（如外伤、过敏等）
3	保护皮肤不受外来物质侵袭的角质层皮脂脱落时（如干性皮肤、使用合成表面活性剂等）
4	皮肤表面温度升高时（如因泡澡或出汗导致的体温上升等）
5	侵入物质分子颗粒较小时（如以石油为原料的合成洗涤剂等）
6	侵入物质易溶于油脂时（如以石油为原料的合成洗涤剂等）
7	反复接触皮肤时（如每天都在使用的日用品等）

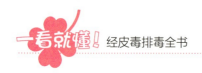

经皮毒是潜伏在日用品中的隐形"杀手"

人体之所以可以经由皮肤吸收日用品所含的成分，合成表面活性剂"功不可没"。

❀ 日用品的主要成分——合成表面活性剂

合成表面活性剂除了是合成洗涤剂的主要成分，还广泛用于制作衣物柔顺剂、洗发水、护发素及各种化妆品等。它是一种从石油中提炼出来的人工合成物质，具有使水和油相融合的表面活性作用。

为什么要在日用品中添加合成表面活性剂呢？这是因为它具有清洁、起泡、乳化、防静电及杀菌等多重作用。此外，通过化学合成，还可以轻而易举地利用合成表面活性剂开发新产品，并且制造成本低廉。也正是因为其契合了现代社会批量生产、大量消费的需求，所以在日常生活中被广泛使用。

❀ 合成表面活性剂致使经皮吸收率上升

然而，当我们从经皮毒的角度来解读这种看似用途广泛的合成表面活性剂时，它又变成了万恶之源。

首先，由于它可以使水和油相融合，因此一旦合成表面活性剂溶解了保护皮肤的皮脂膜，就会削弱皮肤的屏障作用。其次，它可以通过溶解细胞膜，破坏皮肤细胞组织，致使经皮毒吸收率上升。也正是由于这一特质，合成表面活性剂自身的毒性与添加其中的其他毒性成分的吸收率都会升高，这类毒素也更容易渗入体内。

研究还表明，合成表面活性剂可以与自来水中的氯相结合，产生二噁英这一环境激素。一般来说，我们用自来水洗衣服时，由于会使用含合成

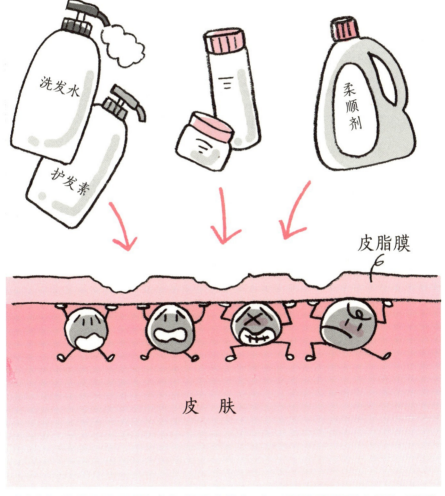

洗涤剂及化妆品中所含的合成表面活性剂正在不断溶解着保护皮肤的皮脂膜

表面活性剂成分的洗涤剂，因此时刻存在经皮吸收二噁英的危险，同时这类生活污水的排放也会进一步加剧环境污染。

在吸收率较高的情况下使用合成表面活性剂会怎样

我们在日常生活中毫无顾忌地使用着如此危险的合成表面活性剂，更令人担心的是，原本皮肤屏障功能较弱的儿童、身体不适者以及受伤或患有皮肤疾病的人，每天都在使用含合成表面活性剂成分的洗发水，或用洗衣液洗涤贴身衣物。

原本自身的皮肤屏障功能就较弱，若还继续使用含合成表面活性剂成分的日用品的话，经皮毒的影响会变得更强。洗涤剂的包装上都标有"使用注意事项"，但其切实存在的危险性必须引起我们的高度重视。

在头皮和生殖器等角质层较为薄弱的皮层，经皮毒的吸收率极高。因此即使对于健康的人来说，也不能断言使用合成表面活性剂就一定是安全的。

危害性较大的添加剂

洗涤剂和化妆品等日用品中，除了含有合成表面活性剂，还添加了其他危害性较大的成分。比如用于延长产品保存时间的防腐剂和成分调节剂，用于增加产品魅力的香料、着色剂以及用于提高使用舒适度的保湿剂等，这些都是从石油中提炼的化学合成物质。化学合成物质是类似于合成树脂和聚乙烯这样的人工制成的化学物质。也就是说，涂抹在人体皮肤上的有些物质，是自然界中根本就不存在的。而与经口吸收的食品类添加剂相比，这些经由皮肤渗入体内的化学物质，几乎无人确认过其安全性。

研究表明，这类化学物质如果经由皮肤积蓄体内的话，就会引发脏器损伤、脑功能障碍，致癌、产生环境激素、诱发过敏等各种恶果。症状出现的方式多种多样，有些是急性发作，有些则会在体内潜伏多年，几年甚至是几十年后突然发病。

❀ 经皮毒不容忽视

由于大众并不清楚经皮毒的吸收率会根据条件不同而变化，而诸如合成表面活性剂的使用会带来经皮毒吸收率上升的危害也无人知晓，因此，在日用品中，那些会导致经皮毒的危险成分仍被广泛使用。

另外，从毒素积蓄体内到症状出现需要一定的时间，同时人体体质存在差异，因此很难证实这些症状是否与有害化学物质的泛滥有关。虽然无法证明其危险性，但也不能保证它就是绝对安全的。

日用品，顾名思义就是我们每天都会用到的产品，而反复接触也会造成经皮毒吸收率的升高。请大家切记，经皮毒很容易积蓄体内，一旦在体内积蓄就会危及健康。

哪些日用品是存在危险的

洗涤剂	洗涤剂、柔顺剂、厨房洗涤剂、洗发水、护发素、沐浴液、牙膏、漱口水、家用洗涤剂、保洁用洗涤剂等
化妆品	化妆水、乳液、面霜、粉底、防紫外线产品、口红、眼影、腮红、指甲油、洗甲水、香水、除臭型止汗剂、生发液等
杀虫剂、农药	喷雾型驱虫剂、喷雾型杀虫剂、家用农药等
其他日用品	泡澡粉、除臭剂、生理用品、纸尿布、湿巾、厕纸等

了解有害化学物质进入人体后的"路线"

进入人体内的有害化学物质，会经历哪些轨迹，最终又会积蓄在何处呢？

经皮毒最终去往何处

经由皮肤渗入体内的有害化学物质从皮肤表层侵入内部，一部分积蓄到皮下脂肪中，一部分则流入血液和淋巴液中，还有一部分渗透到细胞之间并最终被吸收。吸收过程复杂且漫长，也是经皮毒的特征之一。

吸收到体内的有害化学物质，一般可以通过新陈代谢，与尿液、汗液、粪便等一起被排出体外。但由于经皮毒不能直接通过肝脏排毒，因此其解毒、排出体外的过程十分漫长。这样一来，我们吸收的有害化学物质就会长时间积蓄在体内。

通过三种途径侵入体内的有害化学物质

经由口腔吸收的有害化学物质几乎都可以通过肝脏进行排毒，然而这一过程中也有"漏网之鱼"。比如二噁英等物质会在和粪便一同排出体外之前再一次被肠道吸收。

通过呼吸进入体内的有害化学物质，有的会残留在肺部，有的则会流入血液中。

经由皮肤吸收的有害化学物质残留体内时间最长，因此，它们可以与经口吸收、经呼吸道吸收的有害化学物质相结合，进而积蓄在体内。各种各样的化学物质在体内相互作用、"耀武扬威"，有时还会引起"复合污染"。

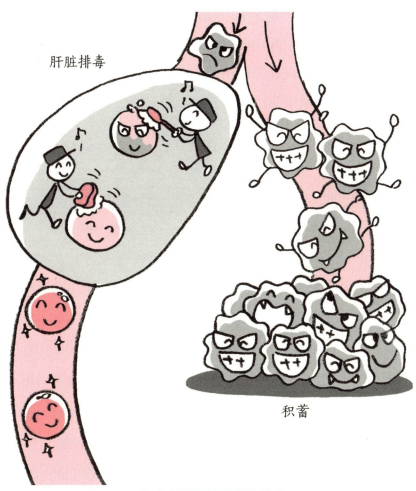

有害化学物质积蓄在体内

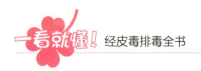

有害化学物质积蓄在体内会致癌吗

从石油中提炼而成的化学合成物质，具有易溶于油脂的特质，因此进入体内后很容易积蓄到皮下的脂肪组织。经皮毒危险性较高的日用品的主要成分正是化学合成物质，食品添加剂、农药、杀虫剂等也都是由化学合成物质制成的。

积蓄在皮下脂肪组织中的有害化学物质，时刻准备在我们的体内"兴风作浪"。具有致癌性的有害化学物质长期积蓄某处，就会增加该部位的癌变概率，而引发脏器功能障碍的物质会侵蚀所到之处的组织及脏器。

为避免上述状况发生，行之有效的预防措施就是排毒。

从经皮毒角度看有害化学物质的影响

有害化学物质如果经由皮肤渗入体内，人体会出现什么症状呢？

🌸 经皮毒可导致肌肤粗糙、干燥以及富贵手（主妇湿疹）①

经由皮肤渗入体内的有害化学物质，最容易造成的病症多发生于它们最初接触的部位——皮肤。敏感肌肤或有过敏症状的人，一旦使用含有强毒性成分的日用品，皮肤就会立刻产生诸如刺痛感、湿疹或炎症等反应；即使拥有健康肌肤的人，皮肤也会在不知不觉中遭受损伤。

肌肤容易干燥、头皮屑挥之不去，甚至更换洗涤剂也会给皮肤带来不适，这些都有可能是受到了经皮毒的影响，是皮肤的屏障功能被合成表面活性剂逐渐削弱的表现。

经由皮肤渗入体内的毒素从积蓄到出现症状需要很长的时间，这也是经皮毒的特质之一。因此，即使是某些惯用产品，也可能会在使用时突然导致肌肤出现症状。

---

① 富贵手，通称主妇湿疹，学名为进行性指掌角化症。多指手部皮肤因长期受化学物质的反复刺激所导致的皮肤干燥、粗糙、脱屑等症状。——译者注

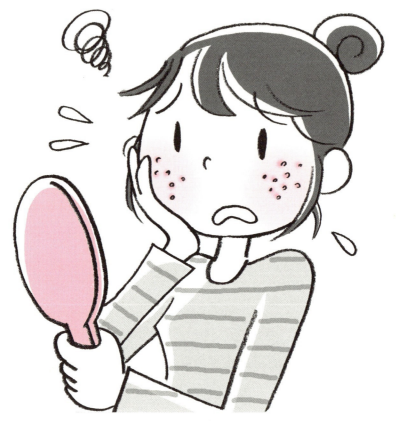

经皮毒带来的危害会在某一天突然显现

🌸 诱发过敏

虽然过敏性皮炎也属于表现在肌肤上的病症,发病原因却不同于普通的皮肤疾病。所谓过敏,是指人体的免疫系统对特定的物质所产生的超常的或病理的反应。

根据体质的不同,有的人容易过敏,有的人则不易过敏。容易过敏的人接触到过敏源(即诱发过敏的物质)的机会越多,就越容易过敏。而过敏源随处可见,既有鸡蛋、牛奶、小麦粉等食物,也有吸入体内的大气污染物、壁虱、花粉等物质以及含经皮毒物质的日用品。

患上过敏性皮炎后,肌肤会对有害化学物质极其敏感。引发过敏性皮炎的物质虽然因人而异,但我们在日常生活中必须对经皮毒物质和食物等加以注意。

🍀 引发遗传性过敏性皮炎

遗传性过敏性皮炎会表现出与过敏相似的症状,引发皮炎的过敏源却不是特定的。虽然遗传性过敏性皮炎与普通的过敏有很大区别,但是吃入口中或者接触皮肤的物质,有时也会引发遗传性过敏反应。

遗传性过敏性皮炎的病因尚不明确,有一种猜测是由于先天性免疫系统异常导致的。在有害金属和化学合成物质中,就有导致人体免疫系统异常的物质。如果在胎儿发育阶段或者身体抵抗力薄弱的时候接触到此类物质,就极有可能诱发遗传性过敏性皮炎。

患有遗传性过敏性皮炎的人比有过敏史的人更难以抵御有害化学物质的侵蚀。哪怕对健康人来说是无害的物质,也会致使遗传性过敏性皮炎患者产生反应并引发湿疹性皮炎。

🍀 降低免疫力

有害金属和化学合成物质引发的免疫系统异常,不仅会诱发过敏和遗传性过敏性皮炎,还会降低身体的免疫力。免疫力是人体自身的防御机制,保护身体免受外伤和细菌感染。免疫力低下易患

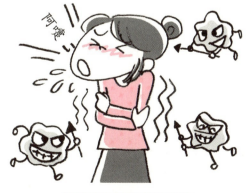

免疫力下降就容易感冒

感冒，导致久病不愈。另外，风湿造成的关节肿痛也源于免疫系统异常，属于自身免疫性疾病。

有害化学物质导致妇科疾病增加

经皮毒物质的积蓄还会导致妇科疾病。在研究经皮毒初始，我们就已经十分重视妇科疾病与有害化学物质之间的关系了。有些妇科疾病的出现与化学物质的泛滥成正比，并且发病数量正在急剧增加。

在有害的化学物质中，有种被称为环境激素的物质，可以干扰人体内雌激素的正常作用。换言之，一旦身体外部的环境激素进入体内，就会打破人体天然雌激素的平衡，从而引发内分泌紊乱。有研究认为，环境激素的这种影响正在成为引发妇科疾病的主要原因。

实际上，无论是男性还是女性，都能从体内检测出几种环境激素。我们无法判断它们究竟通过何种途径进入体内，只能说经由皮肤吸收的可能性是最大的。

疑似与有害化学物质相关的妇科疾病

疑似与有害化学物质相关的妇科疾病	
1	子宫内膜异位症
2	子宫肌瘤
3	卵巢囊肿
4	乳腺癌
5	子宫癌

有研究人员认为，使用洗发水、护发素、卫生棉条是导致子宫内膜异位症的原因之一；受女性激素影响较大的妇科疾病也可能与经皮吸收等三种途径摄入体内的有害化学物质有关。

❀ 对大脑的影响

前文已经提到，经皮吸收的有害化学物质很容易积蓄到皮下脂肪组织中，也可以说，主要由蛋白质和脂肪构成的脑部也极易受到有害化学物质的影响。

由于大脑需要充足的营养和氧气，因此脑部血液需要持续快速循环。如果血液中含有有害化学物质的话，这些物质就会积蓄在大脑脂肪组织中并妨碍大脑进行精密运转。

最近有研究指出，认知障碍、阿尔茨海默病、帕金森病等大脑疾病与体内富集的有害化学物质有关。此外，近年来呈增长趋势的"易怒""孤僻"等情绪方面的障碍，也被认为是受到了有害化学物质的影响。

这些大脑疾病的病因极其复杂，具体原因尚不明晰，但一旦患上就为时已晚。既然我们怀疑这些脑部疾病与有害化学物质相关，那么经皮毒的危险性也就不容小觑了。

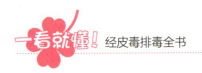

对下一代的影响
——毒性的代际传递

有害化学物质不仅威胁我们的健康,带来的不良影响甚至会传给下一代。

❀ 还在母体内就遭受了毒性侵蚀

婴幼儿的肝脏解毒功能和皮肤屏障功能相较于成年人来说远未成熟。尤其是尚在母体里的胎儿,最易受到有害化学物质的影响。自身防御系统尚不健全的胎儿,虽然能受到母体胎盘的保护,但某些金属或分子较小的化学物质仍然可以轻而易举地穿过胎盘。

胎儿通过脐带、胎盘和羊水从母亲那里获得成长所必需的营养、氧气、水和激素等物质。对胎儿来说,这些从母体获取的物质构成了他们身体的全部,如果这其中包含了有害化学物质,结果可想而知。

本书将胎儿在胎内时期从母亲那里吸收有害化学物质的现象称为"毒性的代际传递"。

❀ 母亲没有出现异常并不等于胎儿一切安好

胎儿在母体内的成长速度很快,如果此时接触到有害化学物质,胎儿受到的影响将是我们成人无法想象的。比如，1956年发生在日本的四大公害病之———水俣病，就是由于孕妇食用了被有害金属水银污染的鱼后，生出了患有重度脑功能障碍和神经传导障碍的婴儿。然而，当时母亲自身并未检测出相似症状。

因此，即使对成人而言不足以显示出毒性的物质，一旦被胎儿吸收，也会对其带来不可逆转的影响。

胎儿容易受到化学物质影响的理由

1	皮肤的屏障功能尚不健全
2	肝脏的排毒作用尚未发挥
3	血脑屏障尚未发挥作用，无法防止血液中的有害成分流入大脑
4	一旦受到激素作用就会无法逆转，容易受到环境激素的影响

激素紊乱的可怕之处

经由皮肤摄入体内的物质、食品中的残留农药以及食品添加剂等有害化学物质之中，有种被称为环境激素的物质。研究证明，即使是摄入极少量的环境激素，也会扰乱体内天然激素的作用。

胎儿发育过程中，有几种激素是必需的。尤其是在妊娠初期（3—4个月），胎儿性器官正在分化，大脑和身体初步成形，多种激素都处于活跃状态。胎儿与成人不同，一旦受到激素影响就会无法逆转。在这段特殊反应时期内，即使胎儿只是轻微受到环境激素的影响，也有可能致使他在出生后出现各种各样的异常。

准确地说，最容易受到环境激素等有害化学物质影响的时段是受精后第19天到妊娠三四个月，其间危险性最高，身为母亲应警惕有害化学物质。

🌸 现代人几乎无一幸免

积蓄在体内的有害化学物质不仅威胁我们的健康，还可能成为女性美容和减肥的障碍。但更需关注的是，它对尚在母体内的胎儿所带来的影响。

石油化学工业诞生100多年，伴随着发展，有害化学物质引发的污染也日益严重，近50年来更是成为全球关注的焦点问题。考虑到这一点，我们不得不怀疑，当代人在胎儿时期已经或多或少受到了有害化学物质的影响。

癌症、心脏病、妇科疾病等现代病多发，原因不明的病症种类也在逐年增长，甚至有报告指出，近50年来成年男性的精子数量减少了近一半。这些现象都让我们不寒而栗。

🌸 适龄女性更应该排毒

经皮毒虽然吸收量少，但与从其他途径进入体内的有害化学物质相比，更容易积蓄在体内。准备生育的适龄女性，如果继续毫无防备地使用危险产品，可能会造成严重后果。另外，我们还怀疑经皮毒与子宫肌瘤、卵巢囊肿等妇科疾病有关。甚至有观点表明，经皮毒导致不孕不育的患者人数增多。

可以预见的是，今后出生的孩子都有可能出现生殖器官发育异常或癌变等症状，不孕不育问题越发严重，这将是关乎人类存亡的重要问题。

笔者希望本书能够使大家认识到这种毒性的可怕之处。尤其是年轻女性，在开始美容、减肥之前，先对体内积蓄的有害化学物质进行排毒才是关键。

毒性的代际传递可能会引起哪些疾病

研究者认为，毒性的代际传递可能对胎儿造成如下影响：

1	【脑功能障碍】	自闭症、注意缺陷多动障碍（ADHD）、情绪障碍、学习困难（LD）、智力低下等
2	【身体异常】	部分脏器、器官出现异常或产生病变
3	【生殖器官异常】	生殖器官发育不全、精子数量减少或精子异常、卵子发育不良、尿道下裂等
4	【生殖器官的先天性病因】	睾丸癌、前列腺癌、子宫癌、卵巢癌、乳腺癌、子宫内膜异位症、不孕不育症等先天性病因

专栏 第一课　越来越美，还是越来越"毒"？

隐藏在日用品广告语背后的美丽谎言

我们经常使用的日用品，广告宣传中令人心动不已的效果背后，其实暗含危机。以下这些广告宣传语相信你都听过：

- 清除多余皮脂

通过合成表面活性剂溶解肌肤表面的皮脂膜，会造成皮肤屏障的角质层细胞受损，导致肌肤粗糙、干燥。

- 恢复肌肤清爽

同样会溶解肌肤皮脂膜。损伤肌肤表面皮脂，是造成皮肤干燥的主要原因。

- 保持肌肤水润

为了隐藏皮脂膜会被溶解的事实，某些日用品配合使用了具有保湿效果的化学合成物质（通常是经皮毒危险性较大的化学物质）。虽然会使人暂时感觉肌肤水润，但最终会导致肌肤粗糙、干燥。

- 使用天然成分

虽然号称纯天然，但其实只添加了少量的天然成分，或者将其以不易吸收的形式添加，因此几乎没有效果，其中的主要成分仍是化学合成物质。有时，天然成分甚至还会诱发过敏反应。

- 持久不脱妆

为了使化妆品效果持久不脱妆，有时会使用添加剂（硅）。这种添加剂容易阻塞毛孔，阻碍皮肤呼吸和新陈代谢。

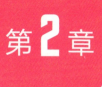

第 2 章

危害健康的有害化学物质
——需要排出体外的化学物质

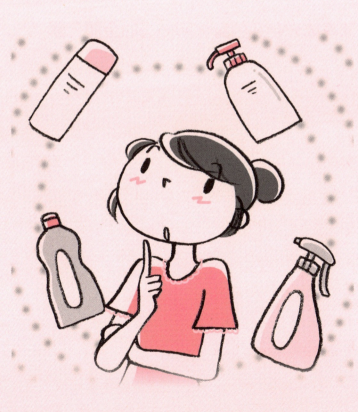

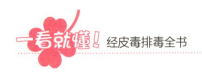

有些金属元素是人体所必需的，有些却不是

有些金属元素是人体所必需的，有的则只需少量便会危及健康。

作为营养成分存在的身体所必需的金属元素

提起金属，我们首先想到的就是铁、铝等块状金属。实际上，为了保持健康，人体还需要微量的金属元素。营养学中将这些金属类物质称为矿物质或无机物。如果体内缺乏某些矿物质，就会产生不适并危及健康，因此需要将它们作为营养成分摄入体内，我们称之为"必需矿物质"。

如果进一步细分这些必需的矿物质，我们可以将每天需要摄取100毫克以上的称为"主要矿物质"，100毫克以下的称为"微量矿物质"。主要矿物质有钙、钾、钠、镁、磷等，微量矿物质有铬、硒、钼、碘、锌、铜、铁、硫、钴、镍等。

身体不需要的金属元素

除上述身体所必需的金属元素，地球上也存在着很多身体完全不需要的金属元素。这类金属有些作为工业资源被加工并大量应用到我们的生

人体必需的矿物质

主要矿物质
钙、钾、钠、镁、磷等

微量矿物质
铬、硒、钼、碘、锌、铜、铁、硫、钴、镍等

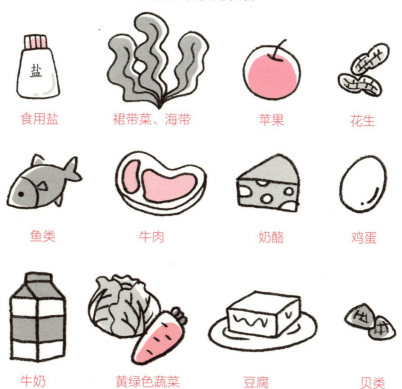

富含矿物质的食物：食用盐、裙带菜、海带、苹果、花生、鱼类、牛肉、奶酪、鸡蛋、牛奶、黄绿色蔬菜、豆腐、贝类

活中。此外，本应沉睡在地壳中的金属现在也通过自然循环，与大气和水混合。

这样一来，这些原本身体完全不需要的金属元素就会通过各种途径进入人体内。但是，无论是摄入这些原本人体完全不需要的金属元素，还是过量摄取必需的金属元素，都会严重威胁人体健康。

❀ 均衡摄入矿物质最重要

从营养学角度来看，如果有缺钙的情况出现，并不是单纯补钙就能解决问题的。即便人体摄入了充足的钙质，如果缺乏镁元素，也会导致补钙事倍功半。因此在考虑补钙时，也必须关注补镁。

保证摄入体内的矿物质均衡十分重要，如果只是单纯地摄取某一种矿物质，可能会损害健康。

那么，一起来看看各种矿物质都具有什么功效吧！

1. 钙

钙是构成身体的重要矿物质，约 99% 的钙存在于骨骼和牙齿中，剩下约 1% 参与维持生命机能的脑功能、神经传导、血液凝固、血小板凝结、心肌收缩等各种生命活动。

因此，如果人体缺钙，就会导致骨质软化、佝偻病、骨质疏松症等与骨骼和牙齿相关

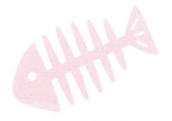

富含钙质的食物：
乳制品、鱼类、海藻等

的症状。不仅如此，研究还表明，缺钙还可能引发易怒、情绪不稳定等精神类障碍。

值得注意的是，为了使人体有效吸收钙，需要适当补充维生素 D。

2. 镁

人体内的镁元素参与了 300 多种酶促反应，是一种需要与摄入体内的钙元素保持均衡的矿物质。如果钙镁摄入不均衡，就会导致摄入的钙质

无法被人体吸收，诱发高血压和心绞痛等病症。食物中的镁元素极易在加工、烹饪过程中流失。

3. 铁

铁元素存在于红细胞中，是构成血红蛋白的有效成分，成为输送氧气的载体，缺铁会导致缺铁性贫血。人体可以反复利用红细胞代谢中的铁元素，因此从食物中摄取少量的铁就足够了。过量摄取铁元素，反而会增加罹患心脏类疾病的风险。

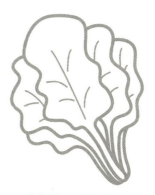

富含铁元素的食物：黄绿色蔬菜、动物肝脏等

4. 锌

锌元素有助于体内的酶发挥作用，是维持人体生长和健康的重要矿物质，具有修复受损遗传基因、提高免疫力的作用。缺乏锌元素会导致味觉障碍，有研究认为，糖尿病与人体缺锌有关。

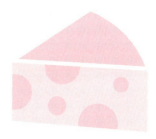

富含锌元素的食物：牡蛎、奶酪、芝麻、海藻等

5. 铬

人体内的铬元素可以促进胰岛素发挥作用，并根据需要将血液中的葡萄糖输送到肌肉和肝脏中。铬元素对人体内的血糖代谢和激素作用至关重要，是人体必需的矿物质。

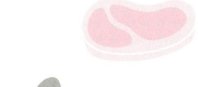

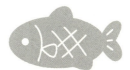

富含铬元素的食物：鱼、肉、谷物等

6. 硒

硒元素能抑制引起癌症和老化的活性氧,具有抗癌、抗氧化的作用。缺硒会使人体免疫力下降,甚至引发病毒感染。

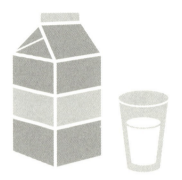

富含硒元素的食物:
糙米、乳制品、鱼、水果等

铅——中毒危害巨大

> 我们身边的物品中大多含有铅元素,看似无害的铅元素一旦进入体内就会危及健康。

❀ 人类最古老的职业病——铅中毒

铅广泛应用于我们的生活,但它也是最具毒害性的金属。人类很早就开始接触、使用铅,从而也导致了人类最古老的职业病——铅中毒的产生。

我们在重温历史时,常常对古罗马贵族阶级在世代繁衍过程中人口不断减少的现象感到困惑,现在有研究显示,产生这种现象的原因或许就是铅中毒。铅不同于铁或铜,即使不是高温情况下也可以加工,因此,铅制品迅速渗透到当时罗马人生活的每个角落,后世甚至称其时为"铅文明"时代。尤其是古罗马的贵族阶级,更是大量使用铅制的锅具、水管甚至杯子等。

❀ 铅中毒很可怕

铅一旦进入体内,几乎会对所有的生物系统产生危害,引发中毒症状。铅中毒的主要危害是对神经系统造成损伤。铅元素进入血液后会与血红蛋白结合,妨碍氧气的传输。

尤其是婴幼儿，他们对铅元素的吸收率较高。妊娠期女性铅中毒，会导致流产、死胎等情况发生。即使顺利生产，孩子也可能会出现严重的精神障碍。古罗马的贵族阶级也是由于铅中毒在女性中蔓延，最终导致人口锐减、家族覆灭。

铅的环境激素功能

铅不仅是可能引起铅中毒的有害金属，也是能够扰乱激素作用的环境激素。雌性恒河猴的实验证实，吸收了铅元素的雌性恒河猴，卵巢功能明显下降。由此可见，即使是微量，如果长时间持续摄入铅元素，也会妨碍雌性激素的分泌。因此，铅的环境激素作用会使女性孕产困难。

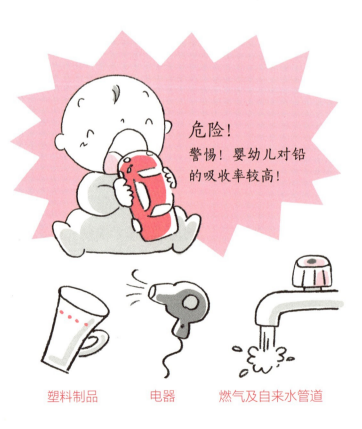

危险！
警惕！婴幼儿对铅的吸收率较高！

塑料制品　　电器　　燃气及自来水管道

🍀 时至今日，我们仍在使用铅

虽然铅有如此大的危害，但时至今日，它仍被广泛用于色素制造、容器内衬、燃气及自来水管道、抗辐射产品、陶瓷器、塑料制品、电器及铅蓄电池等，铅在我们的生活中随处可见。甚至还有人使用铅制造的"问题玩具"，从而引发了儿童铅中毒。

镉——引发公害病的"主角"

作为工业原料至今仍被广泛使用的镉,已经引发了诸多公害。

❀ 引发骨痛病的镉

镉是和锌一同存在于自然界中的金属,由于引发了日本有名的公害病——骨痛症而广为人知。1955—1972年发生在日本富士县神通川流域的骨痛症,就是因当地居民长期饮用受镉污染的河水引起的。

镉会随着工业废水或自然循环,轻易地进入动植物体内,然后通过食物链传递,最终积蓄在人体内,使人慢性中毒,是一种具有致癌性的有害金属。

❀ 吸入镉时

镉容易汽化。因此,在工业加工过程中,常有作业人员误吸入汽化的镉,出现肺炎、肺气肿等镉中毒的症状。如果不慎误食镉,会出现恶心、呕吐、腹痛等肠胃反应。

镉的环境激素功能

镉是一种环境激素,它与人体内的雌性激素具有相同的作用。这种环境激素可以代替原有的雌性激素刺激子宫和乳腺。也就是说,镉的环境激素功能会扰乱人体雌性激素的平衡。一旦子宫和乳腺受到慢性刺激,就会增加罹患子宫癌、乳腺癌的风险,也会诱发其他妇科疾病。

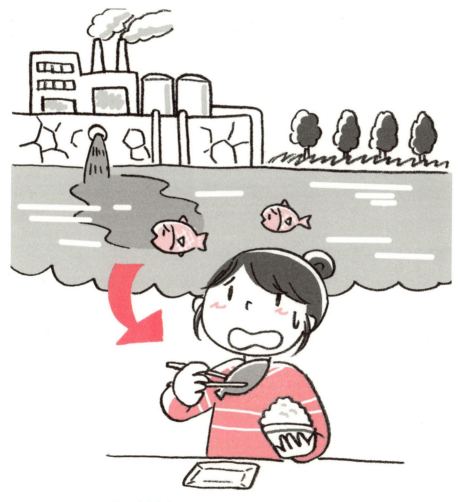

镉通过食物链积蓄体内,是一种致癌物质

近在眼前的镉

镉作为工业原料，在我们身边的产品中广泛存在。它主要用于电镀、色素制造、塑料稳定剂、镉蓄电池、合金制造等。此外，呈黄色和橘色的硫化镉因作为镉黄而为人熟知。它被广泛用于肥皂染色剂、玻璃染色、纸张和橡胶着色、墨水及烟花制造等。

另外，镉也是冶炼锌和铅过程中的副产品。因此，作为各种工业加工过程中的废弃物，镉被排放到大气和土壤中，又随着呼吸和食物（米、蔬菜、水果）进入动植物体内。

第 2 章 危害健康的有害化学物质

水银——危害大脑及肾脏

> 金枪鱼体内含有的水银被人体吸收后，会引发人体多种健康问题。

❀ 水银是唯一一种液态金属

水银是汞的俗称，因常用于制作体温计而广为人知。它是唯一一种在常温中保持液体状态的金属。水银也因其具有多种毒性而被人熟知。

虽然有毒，水银的用途却非常广泛。可用于温度计、物理化学类气压仪表、水银灯、水银电池、整流器等，也可作为医药品用于水银软膏、牙科使用的汞齐牙齿填补物等。

金属汞几乎不会被人体吸收，但它会与各种原子结合形成汞化合物。汞化合物大致可以分为无机汞和有机汞两大类。

❀ 引发肾功能障碍的无机汞

无机汞可溶于水，但不易被身体吸收，因此普遍认为其毒性低于有机汞。

无机汞具有杀菌作用，因此常被用作牙齿填补物。虽然无机汞不会对人体造成很大影响，但受口腔内微生物作用，有可能转变为危害性更大

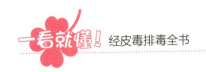

的有机汞。事实上，人体解剖结果显示，使用无机汞汞齐填充过牙齿的人，其大脑中的水银浓度要比未使用过的人高出3倍，肾脏中的浓度则多达9倍。

此外，如果人体吸收了大量的无机汞，还可能导致急性汞中毒症状。

❀ 因公害病而闻名的有机汞

有机汞易溶于油脂，所以更容易被人体吸收。它的毒性大于无机汞，危

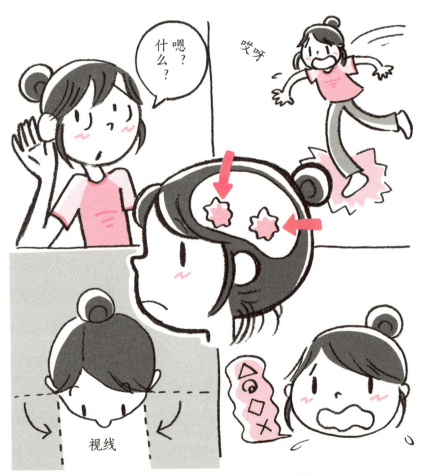

进入人体的有机汞会引发危险症状

危害健康的有害化学物质　第2章

害更甚。有机汞被人体吸收后会流入大脑，造成中枢神经系统障碍。一旦中枢神经系统受损，就会引发行走困难、无法站立、四肢麻木、语言障碍、听力减弱、视线变窄、神经系统障碍等一系列症状，严重时甚至会危及生命。

震惊世界的水俣病，罪魁祸首甲基汞正是有机汞的一种。水俣病患者长期食用的鱼和贝类，已经被工厂废水中的甲基汞污染，因此出现了有机汞中毒症状。另外，在日本新潟县阿贺野川流域也曾出现因有机汞中毒而引发的公害病，人称第二水俣病。

水银会在地球上不断循环

人体并不需要水银来维持生命机能，但毛发检测显示，人体体内或多或少都含有水银。那么，水银究竟是怎样进入人体的呢？

水银是一种在地球上不断循环的金属。土壤中富集的水银通过蒸发或随着工业废气进入大气中，又随着降雨流入河流、湖泊、大海，最后进入栖息在水里的生物体内，进而浓缩[①] 代谢。

在"大鱼吃小鱼，小鱼吃虾米"的食物链过程中，水银在生物体内进一步浓缩并最终形成有害的有机汞化合物。

金枪鱼体内的汞含量较高

有研究称每100克大型金枪鱼的体内，就会富集139毫克的有机汞。因此，爱吃寿司和生鱼片的人们更应警惕金枪鱼中富集的有机汞。目前沙

[①] 浓缩机理：污染物通过生物呼吸、食物和皮肤吸收等多种途径进入生物体内，然后根据血液循环分散至身体的各个部位，被生物的多种组织和器官吸收浓缩，其浓缩程度取决于该物质在血液中的污染程度。——译者注

丁鱼和牡蛎中尚未检测出有机汞。

🌸 对于农作物中的水银也应予以注意

不仅是鱼、虾和贝类，作为人类主食的大米、小麦等谷物中，也有可能含有农药残留的有害化学物质。因此，我们在选择大米时，应留心其是否产自污染较少的区域，此外，还应注意农药的使用以及是否属于转基因产品等。

🌸 水银还曾用于制作消毒药水

自从我们得知水俣病的元凶是甲基汞，红汞（红药水）就逐渐"销声匿迹"了。水银具有杀菌作用，以前常被用以制作消毒药品。笔者小时候也曾用红药水擦拭伤口，如果进行毛发检测的话，也许会发现体内的水银含量偏高。

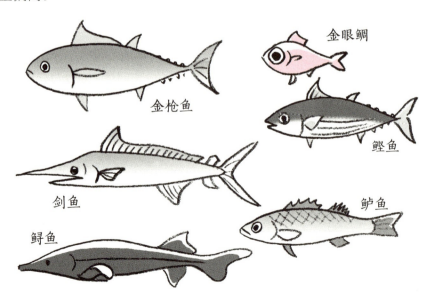

水银含量较高的鱼、虾和贝类

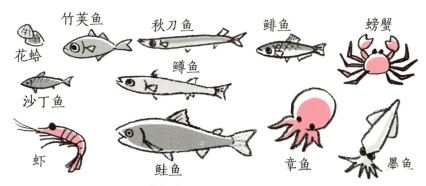

水银含量较低的鱼、虾和贝类

此外,水银与硫结合会阻碍蛋白酶发挥作用,导致脑部功能障碍和情绪障碍。研究结果认为,近来广受热议的"易怒症"儿童患者,可能就是由于体内富集了铅和水银。

砷——引发中毒事件的"元凶"

震惊日本的和歌山毒咖喱事件中使用的就是砷，其毒性令人瞠目结舌。

毒性极强的亚砷酸（砒霜）

在众多砷化合物中，毒性最大的就是亚砷酸，即我们熟知的砒霜。砒霜曾是农药和杀虫剂的主要成分，但因其毒性过强，现已被列为剧毒物品，禁止在农药中使用。

日本和歌山毒咖喱事件中，混入夏日祭会场宴客咖喱中的毒药就是砒霜，事件共导致4人死亡。

砷中毒的症状

砷积蓄在人体，会随血液扩散至肝、肾、脾、肠等全身各个器官，并会长期残留在骨骼、指甲、皮肤和毛发之中，因此一般可通过检测毛发来判断是否是慢性砷中毒。

如果吸收了高浓度砷，一小时之内就会出现急性砷中毒症状，引发痢疾、呕吐、恶心、腹痛、脱水等肠胃疾病及呼吸困难等症状，严重时还会危及生命。

砷还会从地层渗析到地下水中，长期饮用砷超标的地下水，会导致砷富集体内，引发慢性砷中毒，甚至增加罹患皮肤癌、肝癌、膀胱癌、肾癌、肺癌等癌症的概率。

❀ 森永毒奶粉事件

1955年日本西部地区爆发的森永毒奶粉事件，就是由于该公司在制作奶粉的过程中混入了砷。在这次以婴幼儿为主要受害群体的事件中，受害者数量高达1.2万余人，致死130人。食用问题奶粉的婴幼儿出现了发烧、腹泻、皮肤出疹、色素沉着、贫血、食欲不振、肝脏肥大、听力衰退、神经系统受损、癫痫等症状。虽然问题奶粉中只混入了少量的砷，但对于身体防毒系统尚不健全的婴幼儿来说，无疑是几近致命的"毒药"。

❀ 井水里的砷

长期饮用砷含量超标的井水，会出现眼睛及黏膜刺痛、打喷嚏、头痛等症状，还有儿童被确诊为发育迟缓。

❀ 潜伏在我们身边的砷

我们身边充斥着砷化合物制成的工业产品，砷常用于制作发光二极管、半导体激光器、手机及光通信材料等。人们以前还使用过含砷农药，因此在土壤及井水中也能检测出砷。这些都是潜伏在我们身边的威胁。

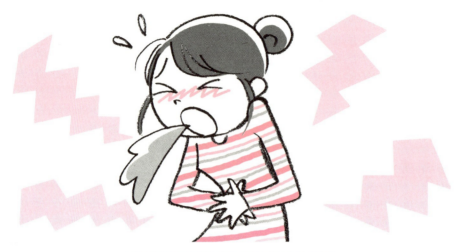

吸收高浓度砷会出现急性砷中毒症状

在羊栖菜、海带等海藻类及鱼、虾和贝类海鲜中也检测出了砷化合物，但其毒性较弱，只能在体内残留五六个小时。因此，在日常生活中，几乎没有因食用海鲜类食物而导致砷中毒的事件。

铝——潜伏在日常生活中的有害金属

> 我们认为铝是引发阿尔茨海默病的物质之一,同时它也是人体最不需要的金属。

被铝制品包围的生活

铝是地球上数量最多的金属,因其便于加工且易于获取,被广泛应用于多种产品。如汽车、飞机等工业产品,烹饪工具、铝箔、容器、除臭止汗剂等日用品,还有牙科金属材料、退烧药、止痛药、消炎药、制酸药、外用药等医药品等。

用途如此广泛的铝,却是人体最不需要甚至是有害的金属物质。一旦过量摄入有害金属铝,就会刺激眼睛、皮肤及呼吸器官,甚至会损害脑细胞,造成中枢神经系统损伤。

引发阿尔茨海默病

铝对人体最可怕的危害在于——引发阿尔茨海默病。阿尔茨海默病是一种大脑逐渐萎缩、智力与运动能力逐渐下降的病症,是老年性痴呆的一种。肾透析时所用的医药物品中曾含有铝,使用该药品的患者出现了与阿尔茨海默病相同的症状。

🍀 通过多种途径侵入人体

虽然禁止在肾透析药品中使用铝，但在我们的身体中仍能检测出铝，可能源于铝的阿尔茨海默病的发病率也在逐年上升。

我们已经无法判断，铝究竟是通过何种途径进入体内的。它可能来自铝制烹饪用具、餐具，混同食物被我们送入口中；也可能随着中和胃酸的制酸药或除臭型止汗剂进入体内；甚至可能是铝制汽车零部件变成粉尘后，随空气被我们吸入体内。

如上所述，铝可以通过经口吸收、经呼吸道吸收、经皮吸收等途径进入体内，令人防不胜防。

🍀 对胎儿和婴幼儿产生不良影响

铝一旦积蓄在体内，几乎会永久性残留。即使一次只积蓄极少量的铝，长此以往，体内的铝含量也会超标。

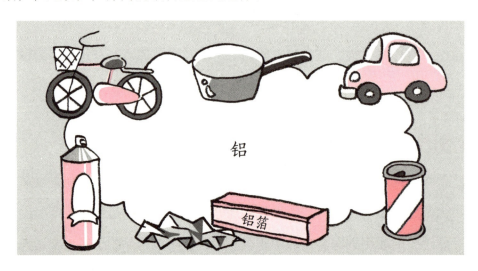

危害健康的有害化学物质 第2章

铝与铁的化学性质相似，因此它侵入身体各组织的途径也与铁一样。另外，铝还能穿过胎盘影响胎儿，因此也不得不警惕铝对胎儿带来的危害。铝甚至还可以借助母乳进入婴幼儿体内，一旦胎儿和婴幼儿在器官发育期受到铝的神经毒素作用影响，就可能引起大脑发育迟缓。

毛发检验可以检测出体内的有害金属

您听说过毛发检验吗？这是检测体内有害金属的有效方法之一。

🌸 为什么要进行毛发检验

医学上很早就将毛发检验作为检测体内有害金属的有效方法。尤其是在检测体内砷或水银含量时，毛发检验是最有效的方式之一。现如今，毛发检测也用于检测体内必需的矿物质是否均衡。

随着毛发的生长，体内的矿物质或金属也会随之一同排出体外。虽然与尿液或汗液中所含的成分不同，但也是检测体内积蓄有害金属的重要凭证。毛发在生长过程中，保留了许多关于人体的信息，我们可以通过对毛发的检验追根溯源。

🌸 毛发检验的方法

通常来说，毛发检验有两种方式。一种是由专业医生进行检验，另一种是将剪下的毛发邮寄给专业检测机构，由他们进行检验并将检查结果邮寄回来。这两种方式都不复杂，因此在排毒的时候，也可以通过毛发检验来了解排毒效果。

需要注意的是,随着排毒的推进,毛发检验的结果可能会显示某种有害物质的含量格外高,这是由于人体正通过毛发排出该物质,恰恰说明对该物质的排毒效果已经初步显现。

另外,为了确认排毒效果,除了进行毛发检验,还可以对尿液成分进行分析。

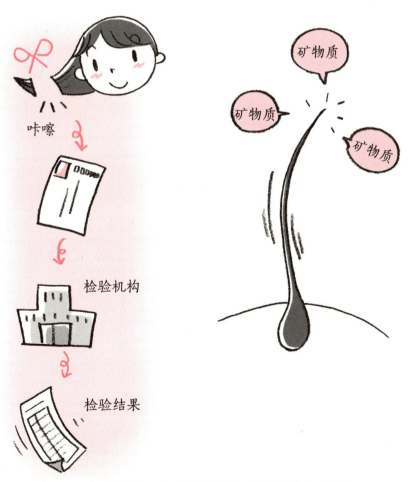

通过毛发检验可以了解体内必需的矿物质是否均衡

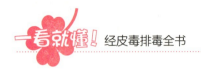

❀ 非金属物质的检验比较困难

人体内除金属及矿物质，还积蓄了具有毒性的有害化学物质（详见下节）。这些有害化学物质种类繁多且不断有新的物质出现，因此很难检验出来。大型研究机构可以对某种物质进行专门的检验，但个人尚不具备检验的能力。

❀ 排出隐形的毒素

虽然我们尚未掌握检验有害化学物质富集、排毒过程的相关技术，但身体恢复健康就足以证明排毒是切实有效的。也正是由于这种隐形毒素的检验、分析非常困难，因此我们很难证实来自食品添加剂、残留农药及日用品的经皮毒是否正在危害人体健康。但是，没有什么比"隐形杀手"更可怕的了，虽然无法用数值衡量它的危险性，但至少我们可以选择彻底排毒。

危害健康的有害化学物质 第2章

20世纪出现的从石油中提取的化学物质

制成塑料等产品的化学合成物质大都由石油提炼而成。

❀ 迅速蔓延的化学合成物质

以石油为原料，通过化学加工而成的化学合成物质，与有害金属一样，积蓄在体内便会威胁人体健康。

化学合成物质的泛滥程度令人触目惊心。塑料制品、聚乙烯制品、工业材料、食品添加剂、农药、合成表面活性剂、合成添加剂、人工香料及人工染色剂等，都是化学合成物质。

为什么化学合成物质的用途如此广泛呢？因为只需简单改变分子结构，就可以开发制造出新的物质；同时只要有石油作为原材料，就可以批量廉价生产。

❀ 生物体内原本不存在也不需要的物质

之所以称化学合成物质为新型化学物质，是因为生物体内原本不存在也不需要此种物质，一旦其进入生物体内，几乎是百害而无一利的。研究表明，有些化学物质一旦进入人体内，就有可能引发过敏、脏器损伤、脑功能障碍等症状，甚至会引起癌症；很多化学合成物质还被证实具有扰乱生物体内自然激素的环境激素作用。

虽说一部分危险性较大的化学合成物质，一经确认就被禁止制造和使用，但令人不安的是，随着新产品的不断开发，更多的化学合成物质尚未确认其安全性就已经批量生产并投入使用。

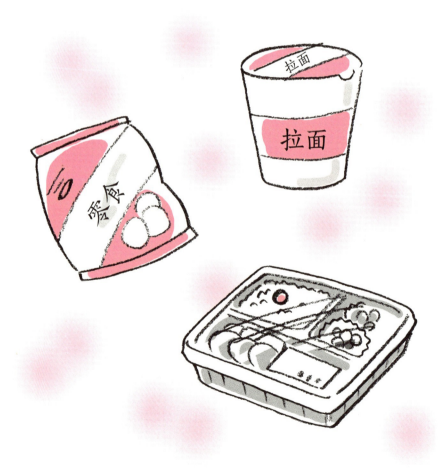

用途广泛的化学合成物质被怀疑是引起癌症的原因之一

🌸 时刻警惕,防患于未然

几乎所有化学合成物质的分子都比较小——且易溶于脂肪,因此此类物质很容易渗透到细胞内。它们可以通过经口吸收、经呼吸道吸收、经皮吸收任意一种途径进入人体并积蓄在体内。体内积蓄的化学合成物质尚不能通过毛发检验或尿液检测来确认其含量,但这并不代表我们可以任其在体内积蓄。虽然化学合成物质的毒性尚未确认,但只要心存疑虑,就可以将其作为排毒对象,尽早排出体外。

环境激素的危害不容小觑

> 20世纪末，人们发现了具有激素作用的化学物质，将其称为环境激素。

🌸 环境激素

环境激素又被称为"内分泌干扰物质"。内分泌是指人体内卵巢激素、睾丸激素、甲状腺激素等激素的分泌，而"干扰"指的是扰乱人体内分泌系统的正常功能。这些激素物质不在人体内部，而存在于人体外部即环境中，因此称其为环境激素。

铅、镉等金属的环境激素作用广为人知，但不为人知的是，日常生活中广泛使用的化学合成物质中多数都具有环境激素。

🌸 低浓度环境激素便可祸及全部生物

环境激素不仅作用于人体，还波及野生动物。20世纪后期，世界各地的野生动物出现了生殖器官异常、种类锐减等严重问题，事态极其严峻。

大部分环境激素都具有与雌激素相似的作用，动物实验证实，环境激素会引发癌症或生殖系统的异常。

我们认为环境激素是一种新型毒性物质，因为与已知的毒性物质相比，即使是低浓度的环境激素（以 ppb、ppt 为单位）也会危及健康。另外，更令人担忧的是，环境激素会通过母体内的羊水和脐带传递给腹中胎儿，从而造成毒素的代际传递。一旦在胎儿期受到激素影响，便会产生不可逆转的后果，在这一时期，即便只吸收了少量的环境激素，出生后也有可能出现各种健康问题。

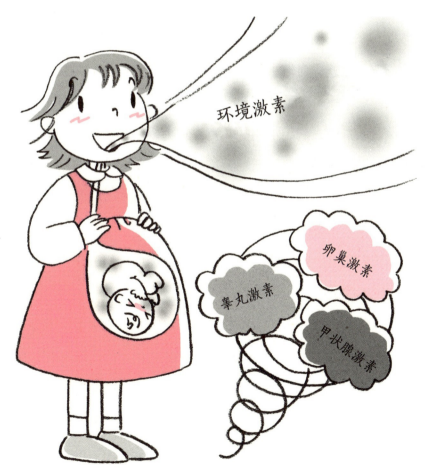

环境激素会扰乱体内天然激素的功能，对腹中胎儿造成恶劣影响

危险的环境激素有哪些

近年来,环境激素导致的环境污染问题层出不穷,如残留农药 DDT(双对氯苯基三氧乙烷)、焚烧垃圾时产生的二噁英、至今仍在污染河流的工业原料 PCB(多氯联苯)等。地球上绝大多数的生物都饱受污染之苦。

以二噁英为例,在人体的内脏、脂肪组织、血液、大脑、生殖器官(卵巢、睾丸)、脐带等部位均能检测出来。我们推测,如果能从患者卵巢、睾丸、脐带等部位检测出二噁英,则表明其可能在胎儿期就受到了二噁英的影响。此外,血液中的二噁英也意味着婴幼儿时期从母亲那里获得的白色"血液"——母乳遭到了污染。

因此有人推测,病因不明的儿童注意力缺陷多动障碍、学习障碍、自闭症等可能也是在胎儿期受到二噁英的影响所导致的。

二噁英产生的原因

以往我们认为,二噁英主要来源于垃圾焚烧。但近年来,人们关注的重点转移到二噁英的其他来源上。

有观点认为,合成表面活性剂与自来水中的氯发生反应就会产生二噁英,因此在日常生活中,只要使用合成洗涤剂就会产生二噁英。此外,还有观点认为,使用含氯漂白剂也会产生二噁英。含氯漂白剂可以抑制霉菌繁殖,是日常生活中最常用的漂白剂。然而,经其杀菌、漂白后的物品有可能会附上二噁英。

洗发水、生理用品与妇科疾病有关系吗

如果说使用洗涤剂和漂白剂会产生二噁英,那么二噁英就有可能通过我们身边的日用品,经由皮肤进入体内。

在经皮毒吸收率较高的头皮或生殖器周围,使用合成洗涤剂或者漂白过的尿不湿都会摄入二噁英。动物实验证明,二噁英会增加患子宫内膜异位症的概率。因此就不难理解,为什么说使用洗发水或卫生巾会增加罹患子宫内膜异位症的风险。再说一个冷门知识,有些市面上销售的尿不湿、卫生巾及卫生棉条,是使用了漂白剂的。在经皮毒吸收率较高的部位使用这些有危险性的产品,实在是令人不安。

生活中需要警惕的环境激素

除了 DDT 和二噁英,我们身边还存在着很多环境激素。比如,聚碳酸酯容器和罐头涂层所含的双酚 A、发泡聚苯乙烯的主要原料苯乙烯、用作喷雾及卸甲水挥发剂的酞酸酯等,我们在日常生活中都有可能频繁接触。只要摄入极少量,就有可能像二噁英一样,扰乱人体自然激素作用。事实上,有报告指出,在卵巢及睾丸、羊水、胎盘等部位都会检测出这些物质。

从点滴做起,防止环境激素入侵

由于个人体质和生活习惯不同,环境激素引发的健康问题会出现个体差异。

高温情况下,塑料和聚乙烯产品可能会产生环境激素。它们混在食物

中或随着日用品的使用进入体内。人体摄入环境激素时，丝毫没有疼痛或刺激的感觉，悄无声息地潜入最为危险。

不要用塑料产品盛放高温食物，避免在经皮毒吸收率较高的部位使用危险性较大的日用品。我们可以从生活的点滴入手，防止环境激素的侵入。

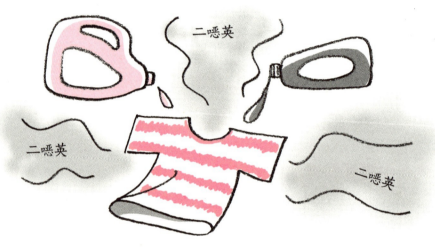

洗涤剂、漂白粉的使用也会产生二噁英

危害健康的有害化学物质 第2章

是否含有经皮毒物质，看看产品成分列表就知道了

产品标签和包装盒上标示的成分列表是选择安全产品的重要依据。

❀ 从读懂产品成分表开始

日用品的标签上必须注明所添加的各项成分。有些产品中添加了危险成分，我们要有辨别安全产品的能力，务必确认成分安全后再选择使用。但是，大多数人都会有这样的困惑，标签上密密麻麻地写着一些难以理解的成分名称，根本无法判断其是否安全。

洗涤剂和化妆品的标签上标识的化学合成物质很多，请大家参照下节内容，先从毒性较高的物质开始记起吧。

❀ 对香料的标识存疑

洗涤剂、化妆品中大多含有香料，所谓"香皂"或"化妆品的香气"都源于香料的添加。这些通常是厂家的"秘密武器"，因此成分表中也常以一句简单的"添加香料"标示。需要注意的是，这些"香料"往往是由石油化工原料制成的合成香料和天然材料中萃取出来的天然香

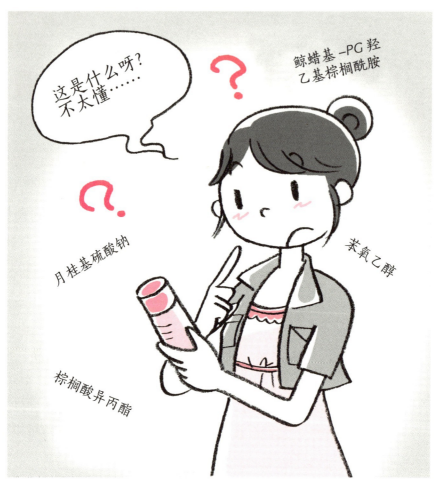

产品成分名称又长又难记,但最好还是记住

料等组合而成。

  至于究竟使用了什么香料,恐怕只有厂家才知道。尤其是合成香料,其经皮毒毒性较高,常含有导致皮肤受损或引发过敏的物质,甚至含有致癌或是妨碍血液凝固的物质。不过需要注意的是,天然香料也不一定都是无害的,根据人体体质差异,有时也会引发过敏反应。

药用化妆品真的有效吗

为防止肌肤粗糙、青春痘或修复损伤发质，部分化妆品或洗护产品添加了药效成分并打出"药用"的旗号，而究竟添加了何种药效成分，则往往以保密为由并未标识。这些产品的主要成分几乎都是化学合成物质。

现在，很多产品会标识出容易引发过敏反应或有害性较强的物质，但这都是厂家的自主判断，未经标识的物质是否一定安全无害，我们无从知晓。

肌肤粗糙或发质受损等并非都是由身体状况不佳引起的，也有可能是经皮毒的原因。与其使用含有化学合成物质的产品进行治疗，不如远离它们反而更加安全。

没有完全标识出药物中所含的成分

经由皮肤吸收的外用药品及湿敷药，根据其治疗目的，添加了提高渗透及保湿效果的成分，但说明书上可能未作标识。因此，外用药物也有可能会转变为经皮毒，因此也应遵医嘱，严格按照使用方法使用。

杀虫剂、农药、驱虫喷雾的危险性

杀虫剂和农药毒性很强，我们一旦不慎吸入空气中的有毒气体，或食用带有残留农药的食品，这些毒素就会积蓄在体内，成为威胁我们健康的有毒物质。

市场上销售的部分杀虫剂可能含有很高的毒性，在使用时应严加注意。特别是驱虫喷雾这类直接喷到皮肤上的产品，可能引起婴幼儿脑功能障碍，皮肤屏障功能尚不健全的婴幼儿应尽量避免使用。

危险性较高的农药、杀虫剂成分

合成拟除虫菊酯类药物，顾名思义，就是含有通过化学反应合成出类似除虫菊成分的药物。拟除虫菊酯是一种危险性极高的化学物质，具有致癌性和环境激素作用，其杂质还可能含有二噁英，无论是对环境还是对人体，都有可能产生巨大影响。

①氯菊酯

氯菊酯多用于家庭杀虫剂，也是一种拟除虫菊酯类药物。一旦进入人体，就有可能引发记忆力衰退、疲劳感、肌肉痛、呼吸及肠胃器官障碍、打冷战、皮疹等症状。无论是不慎吸入杀虫剂喷雾，还是皮肤不慎接触到附着该成分的物体，或是婴幼儿不慎舔舐，都是非常危险的。

②胺菊酯

胺菊酯广泛应用于农药、家用杀虫剂、衣物防虫剂等产品中，也是一种合成拟除虫菊酯类药物。一旦进入人体，就会出现恶心、呕吐、腹泻、头痛、耳鸣、意识模糊等症状，严重时还会导致呼吸困难、打冷战，甚至可能引发皮肤过敏、支气管哮喘、鼻炎、结膜炎等症状。

在家中使用杀虫剂，不仅有吸入、接触、误食的危险，甚至还可能造成衣物、寝具、食物的二次污染，增加胺菊酯进入体内的概率。

③避蚊胺（DEET）

避蚊胺主要用于驱虫，有涂于皮肤的乳霜型和喷雾型两种。这种物质的经皮毒性质较强，用于皮肤存在一定的危险性。

避蚊胺一旦进入人体内，可能会造成神经功能障碍和皮肤功能障碍。

危害健康的有害化学物质　第 2 章

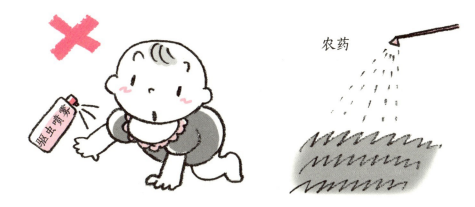

要注意农药及杀虫剂的毒性

研究表明，驱虫喷雾之所以会引起婴幼儿脑功能障碍，也是由于添加了避蚊胺。避蚊胺的影响因人而异，可能会使皮肤出现烧灼感、红肿、长水泡等现象，切勿在眼睛、黏膜及伤口处涂抹。

了解日用品中所含的经皮毒物质

让我们记住洗涤剂和化妆品中可经皮肤吸收的有害物质吧!

危害性较高的合成表面活性剂

1. 阴离子表面活性剂

阴离子表面活性剂的净化能力极强,是合成洗涤剂的主要成分。

- 烷基苯磺酸钠(直链型)(LAS)

它是由石油提炼而成、最具代表性的表面活性剂。主要用作洗涤剂,因毒性强可能会引发皮肤问题。

- 烷基硫酸酯钠

它是洗发水、牙膏、洗面奶、化妆品的主要成分,可能诱发皮肤疾病及过敏症状。

- 乙氧基化烷基硫化钠

多用于洗发水、牙膏、洗面奶、乳霜等产品中,虽不刺激皮肤,但会带走皮肤油脂,导致肌肤干燥、皲裂,该物质还可能致癌。

2. 阳离子表面活性剂

虽然清洗能力较弱，但阳离子表面活性剂有杀菌、柔顺和防止静电的功效。常用于衣物柔顺剂及护发素中的合成表面活性剂，可能会引发皮肤和黏膜问题，其含有的神经毒素也会影响神经系统。它的杀菌功效不仅作用于衣物、器皿，还会杀死净化槽或环境中的微生物，导致生态系统发生变化。

- **烷基甲基氯化铵**

（十六烷基甲基氯化铵、十八烷基甲基氯化铵）

- **烷基三甲基氯化铵**

（十六烷基三甲基氯化铵、十八烷基三甲基氯化铵）

- **双十烷基二甲基氯化铵**

- **月桂酰基肌氨酸钠**

（月桂酰基肌氨酸盐）

3. 非离子类合成表面活性剂

虽然清洗力较弱，但具有起泡、乳化作用，用于多种日用产品。

- **聚乙二醇（PEG）**

作为保湿剂，用于洗发水、护发素、乳霜、护肤水、口红等日用品中，误食聚乙二醇会引发肝肾功能障碍，甚至可能致癌。

- **聚氧乙烯烷基醚（POER）**

（链烷醇聚醚、硬脂醇聚醚、鲸蜡醇聚醚、月桂醇聚醚、AE）

具有保湿、乳化功能，常用于洗发水、乳液、乳霜、护手霜等日用品中。由于其生物分解性较高，安全系数也较高，近年来的使用量不断增加。然而，不能轻率地认为它毫无经皮毒的威胁。

4. 两性离子类合成表面活性剂

具有杀菌、起泡的作用，常用作洗涤辅助剂。

- 烷基甜菜碱

保湿剂、湿润剂中的有害化学物质

为了使产品更易渗入肌肤，同时提高产品的保湿效果并使其乳化，日用品中添加了许多化学物质。

- 二乙醇胺（DEA）、三乙醇胺（TEA）

此类物质常作为乳化剂、保湿或柔软剂，用于洗发水、护发素、化妆品、杀虫剂及药品等日用品中。然而，此类物质一旦进入生物体内，就会生成一种名为亚硝胺的致癌物质，刺激皮肤和黏膜（口腔、消化器官等），甚至可能造成慢性中毒，导致肝肾功能障碍。

- 丙二醇（PG）

丙二醇曾是工业防冻液，但现今常作为乳化剂或湿润剂用于洗涤剂、化妆品、药品、牙刷、消毒剂、湿巾及泡浴粉等日用品中。它可以促进其他物质经由皮肤进入人体，有少数人会对丙二醇过敏。丙二醇一旦进入血液，就会破坏红细胞的溶血性，也可能引发染色体异常，还会抑制真菌生长和酵母发酵。

杀菌剂、防腐剂中的有害化学物质

- 安息香酸、安息香酸盐

常用于牙膏、漱口水、护手霜、须后水等日用品中，也可充当食物防腐剂。一旦经由皮肤进入体内，有可能会引起肌肤不适，还可能刺激眼鼻喉处的黏膜。安息香酸、安息香酸盐具有较强的毒性，可能还会致癌。误食可能导致肠胃不适；如果食用量过多，还会造成过敏反应、小便失禁、痉挛、行动不协调等多种症状。

- **邻苯基苯酚（OPP）**

常用作化妆品的防腐剂。经由皮肤进入体内可能会腐蚀皮肤及黏膜。误食邻苯基苯酚会导致肝功能障碍、血色素减少、肾脏及肾小管异常以及体重下降。此外，它还可能引发癌变，甚至作为环境激素影响人体。

- **对羟基苯甲酸酯**

根据个体差异，可能会诱发过敏症状。

为防止产品变质而添加的有害化学物质

- **依地酸、依地酸盐（EDTA、EDTA-2Na、EDTA-4Na）**

可作为金属离子封锁剂，用于洗涤剂、化妆品等多种日用品中。该物质经由皮肤进入人体后，会刺激皮肤及黏膜并诱发过敏症状，甚至可能引起缺钙、血压下降、肾功能障碍等一系列健康问题。

- **丁羟甲苯（BHT）、丁基羟基茴香醚（BHA）**

常作为防氧化剂用于化妆品、洗发水等日用品中，可能会引起皮肤不适，诱发过敏症状。此外，它还可能是某种原生生物变异后产生的物质，有致癌的可能。丁基羟基茴香醚是否属于环境激素尚存争议。

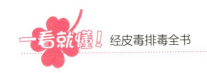

产品染色剂中的有害化学物质

染色剂一般由天然色素和合成色素制成。天然色素有胡萝卜素、姜黄、红甜菜、焦糖、红花等，合成色素多指由石油提炼出来的焦油色素。这其中，焦油类色素的毒性最强，被明令禁止添加到食品中，但仍"活跃"在洗涤剂、化妆品等日用品中。焦油色素很容易被皮肤吸收，一旦进入体内，就可能造成皮肤不适，诱发过敏症状。据说，它还可能引发黑皮病。绝大部分合成色素都可能致癌。

- **焦油色素**

毒性较强的焦油色素有：红色200号、黄色200号、绿色200号、蓝色200号、橙色200号和400号、褐色201号、黑色401号、紫色201号和401号等。

染发剂中的有害化学物质

染过头发的人都知道，染发剂有强烈的刺激性气味，这是因为染发剂中含有毒性较强的成分。再加上染发剂可以经由头皮进入体内，因此需要关注其经皮毒的危害。

- **对苯二胺**

对苯二胺常用作黑色染料。它具有很强的毒性，根据人体差异可能会诱发多种过敏症状。严重时，甚至会引发过敏性休克。另外，它还是一种致癌物质。

防紫外线产品中主要的有害化学物质

防晒霜、妆前乳、粉底液、唇膏中都使用了紫外线吸收剂，这其中就含有毒性较强的物质。

- 尿刊酸

该物质经由皮肤进入体内可能会引起皮肤不适，甚至诱发过敏反应。另外，它还被认定为致癌物质。

- 二苯甲酮衍生物（二苯酮-3）

这是一种极其危险的物质，它经由皮肤进入体内可能会产生急性中毒乃至死亡等症状。误食微量该物质就会引起呕吐、胸闷的症状，大量吸收可能导致脏器功能障碍。另外，它还可能是一种环境激素。

增白剂中添加的物质

- 荧光增白剂

荧光增白剂可能是一种致癌物质，也是一种环境激素。它有增白、增亮的洗涤效果，会在洗涤物上长期残留。人们穿着含有荧光漂白剂成分的洗涤剂清洗过的衣物，就会受到经皮毒的侵害。洗涤婴幼儿衣物及内衣时，应尽量避免使用此类洗涤剂。清洗蒸布或接触其他食物时，荧光增白剂也可能转移到食物上，应多加注意。

专栏 　第二课　越来越美，还是越来越"毒"？

隐藏在日用品广告语背后的美丽谎言

我们经常使用的日用品，除了有广告宣传中令人心动不已的效果，其实还暗含危机……

- **无香型**

日用品中使用的合成表面活性剂及化学合成物质并非没有气味，而是为了消除这种气味，又添加了新的化学合成物质作为除臭剂。

- **无香型化妆水**

化妆水的成分中约30%是乙醇。为了与纯乙醇区别，凡是在化妆品中使用的乙醇，都必须添加香料。因此，只要化妆水的成分中含有乙醇，就肯定添加了香料。

- **无刺激**

产品试用报告中对皮肤刺激较强的成分，在正式生产时会被去掉。因此，人体经由皮肤吸收的有害化学物质，无论其有害性多强，几乎没有刺痛感。

- **婴儿也可安心使用**

这种产品只是没有添加容易诱发过敏或刺激性较强的成分而已，其主要成分仍然是化学合成物质。它们真的适合婴儿使用吗？

- **闪亮发丝、呵护头皮**

产品中添加了发膜剂，头发被一根根裹上薄膜，变得难以呼吸，反而会导致头发变得纤细而脆弱，这是脱发、分叉的原因所在。

第3章

一起来了解排毒的方法吧
——排出毒素,一身轻松

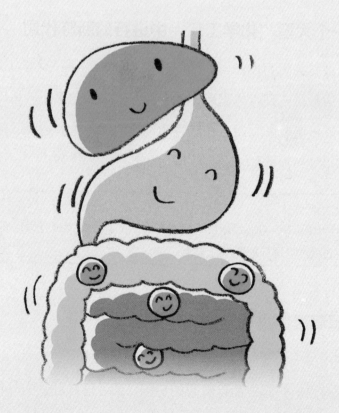

所有人都拥有解毒系统和代谢机能

代谢是指人体更换新物质和去除旧物质的功能，肝脏的排毒就是一种代谢功能。

❀ 在一个大型"化学工厂"中进行的新陈代谢

肝脏被称为无言的脏器，其实它是一个大型的"化学工厂"。当各种各样的物质被摄入到人体以后，就会在这个大型"工厂"里通过化学作用转换成能够被吸收的物质。在肠胃中消化吸收的营养成分，通过肝脏中各种酶的作用被转换成能量和身体所需的各种营养物质。

【营养成分的转换】
碳水化合物和脂肪→转换成能量→暂时不需要的物质转换成糖原物质被储存起来
蛋白质→转换成身体所必需的氨基酸

❀ 分解毒素也是一种身体代谢功能

肝脏的另一大功能是能够将对身体有毒的物质转变为无毒物质。在肠胃中与营养物质一起被消化吸收的有害物质，通过肝脏的氧化、还原和络合作用等无毒化进程后，经由肾脏通过尿液排出体外。

另外，血液中所含有的有害化学物质在经过肝脏时，也会接受同样的毒素分解作用。

综上所述，这种将营养成分转换为能量和身体所需的营养物质的功能，被称为肝脏的代谢功能。

🍀 也有解毒失败的案例

肝脏的代谢功能因人而异。有肝脏疾病的人及老人的肝脏功能会有所减弱。

特别需要提醒注意的是，胎儿和刚出生婴儿的肝脏代谢功能尚未成熟，基本不具备解毒能力，因此更容易受到有害化学物质的影响。

另外，肝脏对于二噁英等化学物质的解毒作用并不明显，这部分化学物质在通过尿液、粪便等方式排出体外之前有可能再次被肠道吸收，因此它们的毒性更容易残留在体内。

🍀 吃进体内的东西，九成以上能够被分解

和食物一起经口摄入体内并被消化吸收的有害物质，经过肝脏时有90%以上会被肝脏解毒分解，但也有少量有害物质未被分解，而是随血液流遍全身。

通过呼吸道吸入和通过皮肤吸收至体内的有害化学物质，一开始并不会在肝脏"解毒"，而是直接进入了血液和淋巴液中。如果这些有害化学物质随着血液流动"走遍"全身，会有什么后果呢？

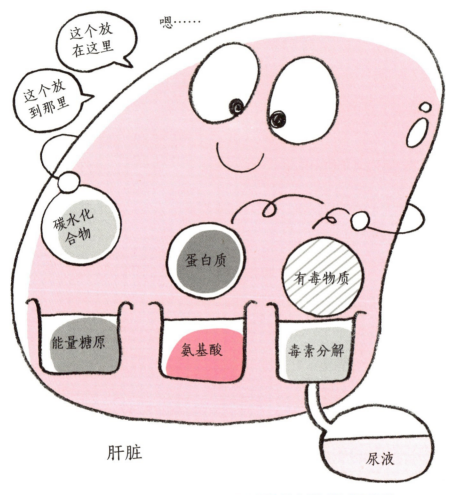

肝脏就是一个对各种物质进行转换的大型"化学工厂"

🌸 随血液流动的有害化学物质

血液通过流动将氧气输送至身体各个部位的同时，还会将对身体无益的细胞、细菌、病毒残骸、废弃物和有毒化学物质等集中起来。这些无用物质一小部分会在全身循环的过程中通过汗液排出体外，大部分则通过肝脏的解毒作用后和尿液一起排泄出去。

将身体内积攒的有害化学物质以尿液的形式排泄出去是解毒中至关重要的一个环节。经过这个解毒环节后仍然残留在血液中的化学物质，在血液再次经过肝脏的时候将重复接受肝脏的毒素分解作用。

在血液流动的过程中，有害化学物质很容易随着血液的流动停留在身体组织内，给身体健康带来不良影响。

毒素被分解和被吸收的相互较量

肝脏一直在默默地对流入血液的有害化学物质进行毒素分解，因此在理论上，身体里有害化学物质的毒性应该会在一段时间后消失。但实际上，我们在生活中源源不断地摄入有毒化学物质，前面的毒素分解过程尚未完成，又有新的有害化学物质被摄入体内，如此循环往复。

如果摄入的有害化学物质超过了肝脏的解毒能力，血液中有害物质的浓度将不断升高，积蓄在体内的毒素含量也将不断增加。

重要的是防止经皮毒物质进入体内

如果能尽可能地控制有害化学物质的摄入量，身体内的有毒物质将会一点点减少直至消失，这可谓是最有效的解毒方法了。

有害化学物质的侵入途径大致为经口吸收、经呼吸道吸收、经皮肤吸收等，这其中我们能选择、控制摄入的是经口摄入和经过皮肤吸收两种，因此，我们可以在确认所选食品和日常用品安全性的基础上再进行购买。

提高排毒效果首先要减少经皮毒的摄入量。经皮毒在最开始的毒素分解环节不会被分解，因此，我们要在日常生活中拒绝经皮毒物质的摄入。

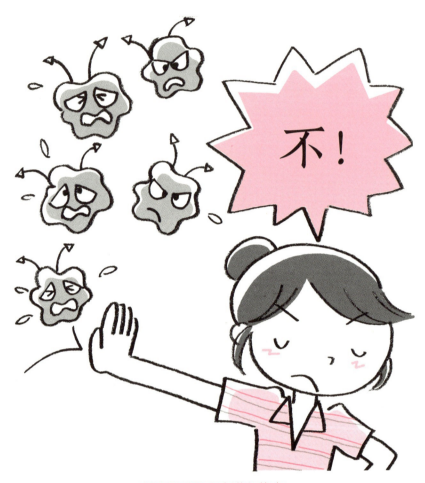

首先要避免毒素进入体内

一起来了解排毒的方法吧 第3章

击退入侵毒素的力量——免疫力

人类具有击退有害化学物质的免疫能力——免疫力，它是人体自身的防御机制。

❀ 击退入侵毒素

免疫力是指机体抵抗外来侵袭，维护体内环境稳定性的能力。感冒、伤口化脓等就是体外细菌入侵身体的结果，体外入侵的物质中还包含着对身体有害的有毒化学物质。

免疫功能能够即时区分体内原有物质和外部入侵物质，如果判断该物质是由体外入侵而来时，免疫系统会采取击退行动。我们的生活环境里存在着无数的细菌和病毒，因此对人类等生物来说，为了驱退细菌和病毒而存在的免疫功能是非常重要的。

❀ 免疫细胞的功能

机体内具有免疫功能的主要是血液和淋巴液中的白细胞，白细胞是对拥有各种免疫能力的免疫细胞的统称。免疫细胞的种类主要包括：

①发现外部入侵异物的免疫细胞。

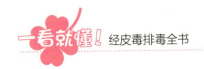

②将异物直接击退或吞噬的免疫细胞。

③制造将有害物质的毒性进行无害化处理的抗体免疫细胞。

④击退异物、制造抗体等功能的辅助性免疫细胞。

🍀 免疫功能出现异常时

过敏、特异反应、风湿病和胶原病等均属于自身免疫系统疾病。引起这些疾病的原因是具有免疫功能的免疫细胞在发挥作用时出现了异常行为，它们对抗体产生了异常反应，进而攻击自身的身体组织。

为什么会产生自身免疫系统疾病呢？目前医学界尚未找到确切的原因。但有研究表明，二噁英等有害化学物质滞留在体内会导致身体免疫功能的异常。

🍀 排毒也需要免疫力

免疫力的强弱存在个体差异，有的人免疫力较强，有的人免疫力较弱。通常来讲，婴幼儿和老年人的免疫力较差，也有部分成年人免疫力较

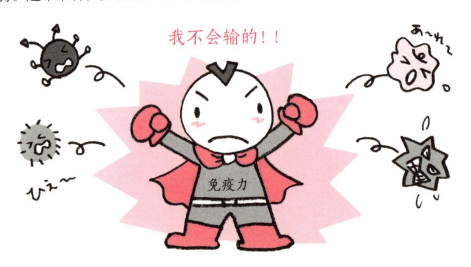

弱,如会有容易感冒、伤口难以愈合等表现。

提高免疫力有助于提高解毒的效率和效果,这样无论有害物质是通过哪种途径入侵体内,白细胞都能在机体内迅速有效地击退它们。

自主神经与免疫力和代谢机能有着相互促进的作用。正常作息、适度运动和营养均衡的饮食有助于免疫力的提高。

肠道年龄是健康的关键所在

每天排泄顺畅的话，就能够有效地将有害化学物质排出体外。

❀ 排毒效率最高的当属粪便

有害化学物质随食物经口进入体内，经过胃、肠消化吸收后，剩下未被消化和吸收的物质通过大肠，与粪便一起排出体外。进入身体的有害化学物质约75%会以粪便的形式被排出，这其中包括了在体内肝脏解毒排出的以及被免疫力击退的有害物质。除粪便之外的其他排泄途径及所占比例为：通过尿液的排泄量约占20%，通过汗液的排泄量约占3%，毛发和指甲各占约1%，因此顺畅排便是排毒的关键因素之一。

❀ 肠道年龄正在发生变化

所谓正常、健康的排便，应当结合肠内双歧杆菌的数量、饮食生活习惯、排便状况及粪便的状态等进行综合判断。肠道的健康状况会随着年龄的增长逐渐衰退，所以可以通过肠道年龄来判断健康的状态，越是健康的肠道，肠道年龄越小。

一起来了解排毒的方法吧 第3章

近年来,年轻人的肠道年龄往往高于其实际年龄,原因包括饮食结构逐渐倾向欧美化以及便秘。

🍀 饮食习惯紊乱会增加肠道的年龄

年轻人的饮食以高蛋白、高脂肪的食物为主,调节肠道所必需的膳食纤维摄入过少,更为严重的是日常饮食中充满了垃圾食品。

还有的年轻人完全不考虑健康问题,只靠吃零食保持身材,这样的饮

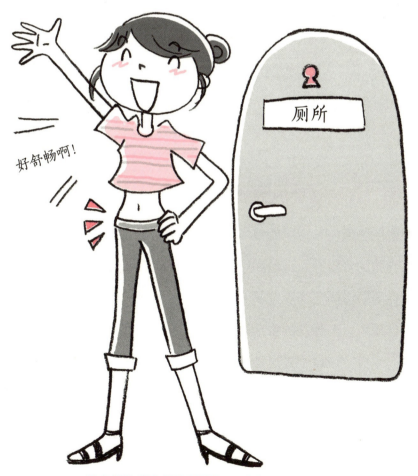

健康的饮食和顺畅的排便可以提高解毒效果

食习惯导致了大肠内有害病菌大量繁殖。

有益菌和有害菌的平衡非常重要

我们的肠道内住着500多种细菌，总数约100兆—120兆个。细菌的总数不会出现太大变化，但是种类和状态会随着年龄的增长和饮食结构的调整而变化。即使是同一个体，因为饮食生活状态不同，肠内细菌的平衡也不尽相同。

肠内细菌可以分为三类：对我们身体有益的有益菌、对身体有害的有害菌以及不好不坏的中性菌。刚刚出生的婴儿，肠内细菌中有益菌的比例占到95%以上；之后随着年龄的增长，肠内的有害菌会逐渐繁殖，肠内细菌的平衡也在发生着变化。也就是说，可以通过肠内有益菌的比例来判断肠道的年龄。

怎样增加有益菌的数量

要想使肠道内有益菌的数量增加，就必须阻止有害菌的繁殖。高蛋白质、高脂肪的食物摄入过量和膳食纤维摄入不足会加快有害菌的繁殖；此外，有益菌的增加还会受气候变化、药物和细菌感染的影响。

工作压力、不规律的生活习惯、缺乏运动等也会引起体内有害菌的增加。因此平日应注意适量运动以及改变不规律的生活习惯，同时注意释放压力。在此基础上，还要积极摄入有助于激发有益菌繁殖的食物，如乳酸菌、低聚糖和富含膳食纤维的食物等。

 ## 有益菌的特征及其功能

【主要细菌】

双歧杆菌：使葡萄糖发酵并将其转换成乳酸和醋酸的细菌

【主要功能】

- 调节肠道（改善便秘和痢疾症状）
- 使钙、镁等矿物质更易被身体吸收
- 合成维生素K等维生素
- 抑制有害菌生长，抵抗病原菌感染

 ## 有害菌的特征及其功能

【主要细菌】

大肠杆菌：多存在于人和动物粪便中的细菌，有些会引起痢疾

梭状芽孢杆菌：广泛存在于人与动物的大肠、土壤及腐败物中的细菌

【主要功能】

- 引起痢疾、便秘等（导致有害化学物质不能顺利排出）
- 制造有毒的腐败菌和致癌物质（甚至产生新的有害物质）
- 使肠道年龄老化（导致恶性循环）
- 与大肠癌的发病有关（恶性循环的结果）

粪便是来自肠道的重要预警

有害菌使肠道年龄老化,是排毒的最大敌人之一。

肠道内细菌的平衡状况和肠道年龄均可通过观察粪便的形态得知。趁着问题还不太严重的时候,好好检查一下肠道年龄吧。

有益菌较多的、健康的粪便

- 颜色多呈黄色或黄褐色
- 不太硬也不太软
- 形状像香蕉
- 不太臭
- 肠道内呈酸性

有害菌较多的、不健康的粪便

- 颜色多为黑褐色
- 便秘时过硬,腹泻时不成形
- 大小形状各式各样
- 非常臭
- 肠道内呈碱性

健康肠道带来的排毒效果

肠道的总面积有半个网球场那么大，它能为排毒提供什么帮助呢？

🍀 膳食纤维可以帮助人体去除无用物质

膳食纤维不仅可以帮助体内有益菌进行繁殖，还可以刺激肠道蠕动，促使肠道废弃物随粪便一起排出体外。这个作用对排毒来说是非常重要的，因此膳食纤维也被称为"肠道清道夫"。

未被消化吸收的有害化学物质到达肠道以后，肠道内的有益菌会将它们吞噬并解毒。但是如果肠道内的有害化学物质过多，有益菌持续"工作"，疲劳过度，也会打破肠道内有益菌与有害菌的平衡，从而让有害菌占据上风，不利于身体健康。膳食纤维可以帮助有益菌保持战斗力。

🍀 根茎类食物含有丰富的膳食纤维

说到膳食纤维丰富的食物，首推根茎类食物，主要包括白萝卜、洋葱、甘薯、马铃薯、山药等；卷心菜、油菜等叶菜类以及菌类等也含有膳食纤维。

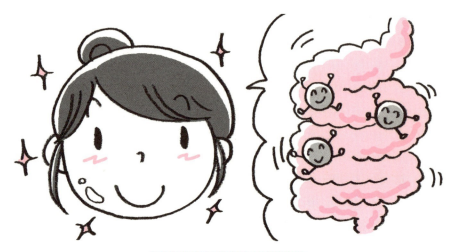

通过膳食纤维进行肠道清洁

膳食纤维有水溶性纤维和不可溶性纤维的区别,作为营养补充剂出售的纤维补充剂多是水溶性纤维,但其肠道清洁效果不佳,因此建议尽量通过饮食从食物里获取膳食纤维。

🍀 小肠也是身体发挥免疫功能的主要角色

小肠是消化、吸收食物营养成分和水分的主要器官,它同时也是身体发挥免疫功能的主要角色。肠道内集中着各种细菌、病毒,这其中就有引发感染症的病原菌,小肠的作用是抑制病原菌的繁殖。

能削弱病原菌的是一种被称为免疫抗体的蛋白质,这种蛋白质有很多种,其中活跃在小肠内的免疫抗体多数是免疫球蛋白A。刚刚分娩的母亲的初乳中含有丰富的免疫球蛋白A,它是一种强有力的抵抗病原菌感染的免疫抗体。

打造健康肠道，提高身体免疫力

近年来，有研究表明，肠道的免疫功能对身体的免疫功能有着很大的影响，肠道的免疫功能强大，身体的免疫功能也会增强。当肠道免疫功能充满活力时，那些由于免疫机能异常而产生的疾病、过敏、特异反应等症状也会得到改善。

另外，健康的肠道状态还能使皮肤的免疫力随之增强。对经皮毒的抵抗力提升了，皮肤也会变得美丽光滑；身体状况不佳时皮肤暗淡无光，就是因为皮肤的免疫力下降了。

因此，要使肠道年轻健康有活力，不仅要促进有害化学物质的正常排出，还要提高身体的免疫力。

导致人体老化的元凶之一——氧自由基

拥有健康体魄，才能使人体的新陈代谢、免疫及消化功能活跃运转。

❀ 细胞和组织老化的原因

随着时光的流逝，我们的身体会逐渐衰老。身体老化后，新陈代谢的速度也会变缓，排出积蓄在体内的有害化学物质的效率也降低了。身体易受有害化学物质的影响，也容易患上慢性疾病。

老化是美容和健康的天敌。人类经过多年研究，明确了致使老化的原因之一，即使体内组织和细胞老化的原因——氧自由基（Oxygen Free Radical）。

❀ 使体内生锈的氧自由基

氧自由基原本是维持生命所必需的氧分子与构成人体组织及细胞的物质（蛋白质、脂质、细胞内物质等）相结合产生的。就像氧气和铁产生作用会生锈一样，体内物质和氧分子结合也会产生类似于"锈"的东西。

与生锈的铁无法发挥其原有作用一样，人体内与氧分子结合产生的有

一起来了解排毒的方法吧 第3章

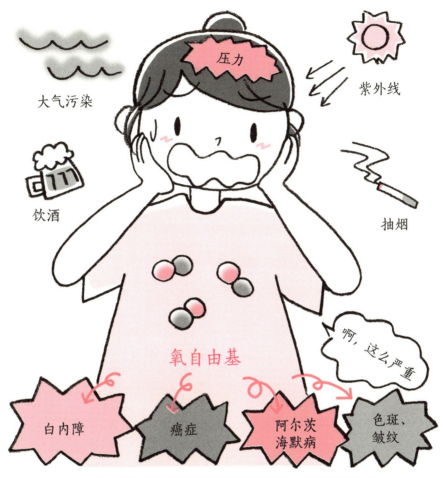

氧自由基是导致各种老化和疾病的"罪魁祸首"之一

害物质也会对人体健康造成不利影响。上了年纪就会长斑和皱纹，易发白内障和阿尔茨海默病等，这都被认为是受氧自由基影响而出现的老化现象。

氧自由基的种类

氧分子与其他物质发生的化学反应，称为氧化反应。当体内发生化学反应或者受紫外线照射后发生氧化反应后，就会生成氧自由基。人体内生成的氧化物质分为以下四种，这四种物质统称为氧自由基。

①过氧化物（过氧化脂质）

细胞中的线粒体在吸收氧分子时，生成的附加产物就是过氧化物。

绝大多数过氧化物会被体内的酶分解，因此相对无害。甚至一部分免疫细胞会利用过氧化物的杀菌作用，帮助体内杀菌和去除病毒。

②过氧化氢

过氧化氢是一种由两个氧原子成对结合而成的活性氧。过氧化氢自身的毒性不强，但它容易与体内的各种物质结合，对人体产生危害。

与过氧化物一样，人体内也有可以分解过氧化氢的酶。过氧化氢俗称双氧水，以前作为杀菌漂白剂被用于制作挂面、鱼糕等。但因其有致癌性，现在已经禁止在食品加工中使用。

③纯态氧（单线态氧）

自由基与氧分子结合不稳定，经常会与其他物质相结合产生新的氧自由基。纯态氧是受紫外线的照射或者体内产生微弱化学反应而生成的。

④羟基自由基

羟基自由基是最活跃的自由基，是由过氧化物或过氧化氢与其他物质反应生成的。

羟基自由基与体内的蛋白质或脂质结合，会使身体发生氧化。研究表明，这正是导致体内组织和细胞老化的原因。虽然人体内没有分解羟基自由基的酶，但像甘露醇、蛋氨酸等物质，也具有一定的去除羟基自由基的作用。

可以抗衰老的抗氧化物质

为了清除氧自由基，人体内的酶发挥了很大作用。比如，具有分解过氧化物功能的过氧化物歧化酶，具有分解过氧化氢功能的过氧化氢酶和谷胱甘肽过氧化物酶。食物中也包含了其他可以抑制氧自由基生成或去除已生成的氧自由基的成分，这就是"抗氧化物质"。

抗氧化物质因作为一种具有抑制老化功能的物质而备受瞩目，市面上也有很多营养补充剂可用来预防相关疾病（包括癌症、动脉硬化等）。

抗氧化物质有哪些

- 维生素E（生育酚）
- 维生素C（抗坏血酸）
- 胆红素
- β-胡萝卜素
- 多酚

备受关注的多酚

多酚有很多种，广为人知的主要有红酒和可可豆中含有的大量花青素、李子脯中含有的新绿原酸以及绿茶中的儿茶酚等。多酚之所以作为

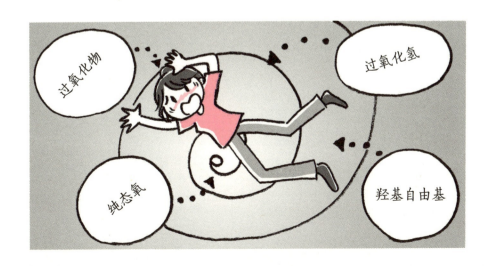

一种对健康有益的物质而出名，是因为经研究发现，它具有防止脂质氧化的作用。

多酚可以与血液中引起动脉硬化的不良胆固醇相结合，从而阻止它们给身体健康带来负面影响；此外，多酚还具有强效抗氧化作用。现在，多酚作为一种营养补充剂被广泛使用。

经皮毒排毒食物大公开

请记住这些具有抑制有害化学物质毒性、促进身体排毒功能的食物吧。

"挟持"有害化学物质并将其排出的"螯合作用"

促使矿物质、金属与氨基酸或有机酸相结合的作用被称为"螯合作用"。从分子结构来看,其形状就像是用螃蟹的大钳子夹着东西,因此使用了希腊语中的螃蟹一词——螯合。

具有螯合作用的食物和营养补充剂可以和积蓄在我们体内的有害矿物质或有害金属相结合,使有害物质排出体外。

需要注意的是,仅仅依靠具有螯合作用的食材尚不能将我们体内的毒素全部排出。只有防止有害化学物质进入体内、提升身体的代谢功能及免疫力、防止老化等多方面的因素共同发挥作用,才能取得较好的排毒效果。

矿物质摄取平衡可提高排毒效果

研究结果表明,矿物质的摄取平衡可以增加人体内有害金属的排出量。如果身体内的矿物质处于平衡状态，多余的矿物质和金属就很难滞留在体内。

具有螯合作用的食材

具有螯合作用的食材
•洋葱、椰菜、芦笋、菠菜 •葱、韭菜 •糙米 •醋、柠檬、柚子（含有柠檬酸） •苹果、秋葵、番茄（含有果胶） •高野豆腐、芝麻（含有蛋氨酸） •香菜

促使特定有害金属排出的物质

还有一些可以促使特定有害金属排出的物质，具体如下：

①金属硫蛋白

金属硫蛋白与重金属离子相结合，会在体内合成一种物质，这种物质具有促使金属从毛发、指甲等途径排出体外的功能；锌、铜等金属残留在体内，就可以减轻镉、水银等重金属的毒性。

②可以降低水银毒性的金属——硒

金属硒在体内可以与水银形成复合体，这样就可以大大降低水银的毒性。比如金枪鱼中含有较多的水银成分，但同时也含有较多的硒，也许因此避免了水银对其的毒害。

压力是万病之根本

> 工作压力和不规律的生活习惯不仅会引发疾病,还会降低身体排毒的效果。

❀ 不良的生活习惯会降低排毒效果

动脉硬化、心脏病、中风、糖尿病、癌症等均可归于因不良生活习惯引发的疾病。不规律的生活习惯会导致身体功能低下,特别是会导致代谢、免疫、肠道消化功能紊乱,而这些功能对身体排毒起着十分重要的作用。

❀ 压力是万病之根本

在现代社会中,精神压力过大是很多疾病的致病原因之一,且病情经常会因为心情的好坏而变化。焦虑、恼怒、悲伤等情绪起伏波动,如果积攒了大量的压力,就容易引起自主神经失调,患上自主神经失调症。不规律的生活习惯同样会引起自主神经紊乱,由于自主神经与身体的代谢功能、免疫功能、荷尔蒙平衡等有着密切的关系,一旦自主神经失调,身体的这些功能就会随之降低。

另外，最新的研究表明，压力过大还会过度消耗体内的维生素含量。

🌸 不要勉强自己

如果为了排毒而过分勉强自己，反而会给自己的身心带来巨大压力。比如，给自己制定过分严苛的要求，或是在没有专业人员的指导下盲目减肥等，最终都会造成身心的压力和负担。

治病、康复等同样应该选择自己能够认同的方法，这样才能取得良好的效果。排毒的方法多种多样，最重要的是选择适合自己的方法。

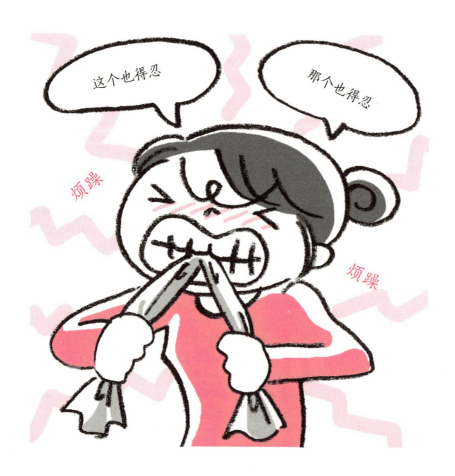

一起来了解排毒的方法吧　第3章

养成良好的生活习惯

1	饮食结构	不能只选择高热量、高蛋白的食物。不要暴饮暴食
2	生活节奏	早睡早起且有充足的睡眠。避免不吃早餐、多吃晚餐、进食不规律的情况发生
3	适量运动	相比那些剧烈运动,更有必要进行可以让身体轻微出汗的有氧运动,每天走路15分钟就可以达到效果
4	饮酒、抽烟的习惯	虽然抽烟、喝酒等可以调整心情,但是抽烟和过度饮酒都对身体无益
5	精神压力	虽然社会生活中不可能没有压力,但重要的是学会释放压力而不是被压力压垮。培养一些兴趣爱好,寻找适合自己的减压方法

专栏　第三课　越来越美，还是越来越"毒"？

隐藏在日用品广告语背后的美丽谎言

我们平常使用的日用品，除了广告宣传中令人心动不已的效果，其实还暗含危机……

- **使衣物更加亮白**

为了使洗涤后的衣物看起来更加亮白，洗涤剂中会添加荧光增白剂，它是一种有较强毒性和致癌性的添加剂。

- **使衣物残留香气**

香味残留在衣物上，也就意味着洗涤剂中的有害化学成分未被冲洗干净。如果它们残留在直接接触皮肤的内衣裤上，将会对人体造成更大的危害。

- **去除牙齿上的污垢**

平日使用软毛牙刷认真刷牙就能较好地去除牙齿上的污垢，如果在吸收率较高的口腔中使用含有合成表面活性剂的清洁剂就会有吸收经皮毒的风险。据说，儿童牙膏中添加的水果香味的香料毒性更高。

- **使用漱口水来清除口腔细菌**

有的产品中添加了具有杀菌作用的合成表面活性剂，由于含有有害的香料和着色剂等，在吸收率较高的口腔中使用漱口水危险性更大，而且还有可能杀死口腔内与细菌进行"战斗"的有益菌群。

- **溶解油污**

这是使用了强效的合成表面活性剂的缘故，强效洗涤剂不仅有引起经皮毒的危险，还会污染我们的环境。

有效排毒的缓慢生态法

——为了心灵、身体和地球的健康

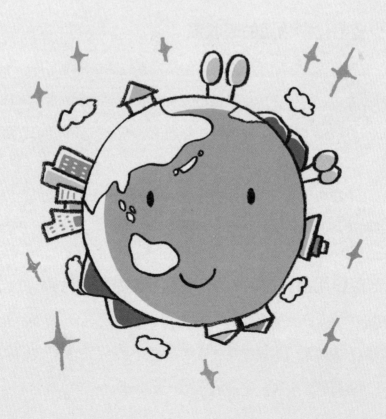

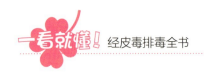

排毒的第一步是阻止有害物质进入体内

生活环境也是排毒顺利与否的重要因素之一，在生活中我们要尽量避免有害化学物质进入体内。

❀ 减少有害化学物质的吸收量

我们要在排毒过程中使整个身体的排毒系统高效率地工作，不过在此之前，应尽力为自己创造一个尽量不吸收有害化学物质的生活环境。因为就算能将"毒"排出体外，如果进入体内的"毒量"不减少，排毒的效果也会减弱。

有害化学物质在体内积蓄过多，就会使身体的代谢功能和免疫功能降低。为了使排毒的效果更好，减少有害化学物质的吸收量是十分必要的。

❀ 从选择日用品开始，减少有害化学物质的污染

我们虽不能主动从大气污染、水质污染等环境污染中减少有害化学物质的吸收量，但是可以对日用品和食品等进行主动选择。让我们从身边开始，从选择含有较少有害化学物质的产品开始吧。

🍀 不断减少经皮毒

经皮毒的一个显著特点就是容易积蓄在体内,不易排出体外。为了获得更好的排毒效果,必须要减少经皮毒。

首先让我们来重新认识一下我们日常生活中使用的各种洗涤用品,包括洗涤剂、洗发水、护发素、沐浴露和厨房清洁剂等产品。如果它们含有合成表面活性剂,不仅活性剂本身存在毒性,还会提高身体的吸收率,因此要尽量避免使用。

有些产品中使用了防腐剂、着色剂等添加剂,我们应尽量避免使用含

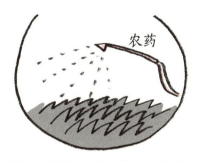

1. 尽量不要选择那些可能残留农药或者受到污染的食材

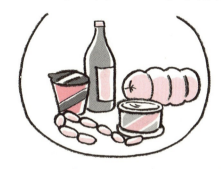

2. 尽量不要食用那些大量使用食品添加剂的加工食品

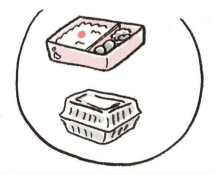

3. 尽量不要使用会污染环境的塑料餐具和聚乙烯材质的餐具

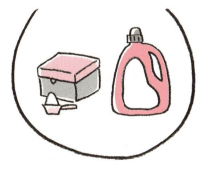

4. 尽量不要使用可能会引起经皮毒的日用产品

有这些合成化学物质的产品。

大多数女性朋友每天都会使用化妆品，所以更要选择成分中添加有害物质较少的产品。

不要被使用感受所迷惑

肥皂不是使用合成表面活性剂制成的洗涤产品，通常由植物或动物脂肪提炼而成。虽然其中也含有使水和脂肪融合的表面活性剂成分，但是相对合成表面活性剂来说毒性较低，就算被身体吸收也安全得多。

含有合成表面活性剂成分的化学物质在制造成产品后，更加贴合消费者的使用感受。那些习惯了"泡沫更容易冲洗干净""去污更彻底""营养滋润"等使用感受的人，可能会觉得毒性较小的肥皂并不能满足使用需求。

但是，这些使用感受只能让人短暂愉悦，使用感受良好的新产品不断出现，而正是它们危害了头发和肌肤的健康。

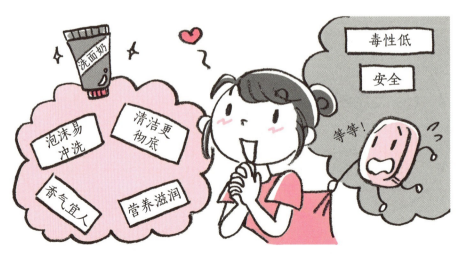

不要被使用时暂时的愉悦感所迷惑

🌸 了解毒素代际传递的可怕性

现代人都是毒素代际传递的受害者,一出生体内就积蓄了有害化学物质。与合成化学物质在世界上不断蔓延成正比,先天性免疫异常(过敏和特异反应)和先天性生殖器发育异常的新生儿比例也在不断增加。曾有调查结果显示,母乳中都含有二噁英成分,虽然近几年母乳中二噁英的含量在下降,但这真是一个连母乳都无法保证安全的时代。

了解了毒素代际传递的恐怖程度后,对于那些今后打算做母亲的女性来说,积极避免有害化学物质进入体内以及将毒素排出体外是十分必要的。

🌸 今后打算做母亲的人应该做到

1	不过量摄入动物性脂肪,因为有害化学物质容易滞留在动物脂肪组织中,随母乳分泌出来的可能性较高
2	应多摄入膳食纤维,其具有清理肠道内有害化学物质、清洁肠道内环境的作用
3	不使用污染环境的塑料制品和农药(如家用杀虫剂、园艺农用药)等。制作餐具的原料中含有一种叫作双酚A的环境激素,奶瓶和婴儿餐具应使用玻璃制品或陶瓷制品
4	烫发用品和染发用品中使用了毒性较高的有害化学物质,因此妊娠期间应禁止使用
5	尽可能不使用容易引起经皮毒的洗涤用品和化妆品,对于刚出生的婴儿应更加注意

🌸 要为减少环境污染而努力

现代社会极大地满足了我们便捷生活的愿望,产品便宜易用,用完随手即扔。与此同时却造成了环境污染问题,大气污染和水质污染使包括人类在内的地球生物的健康都受到了极大的威胁。

含有合成表面活性剂成分的家庭生活废水、废弃的塑料和聚乙烯制品、农药和杀虫剂等都令地球受到了严重污染。为了减少进入体内的有害化学物质，有必要整治我们的生活环境。

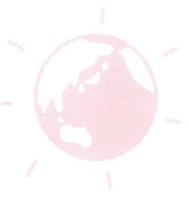

🌸 不购买、不使用、不相信

随着社会危机意识的增强，我们在选择食品和日用品方面更加关注安全性，产品开发和销售策略更符合消费者的诉求。为了让产品制造商和经销商认真地考虑健康和环境问题，消费者必须要有坚定的想法。对于那些可能存在危险的产品，坚决贯彻"不购买、不使用、不相信"三原则。整个社会都应行动起来，共同抵制有害化学物质。

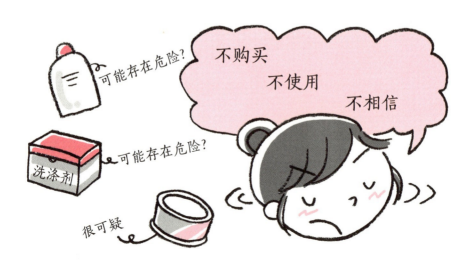

避免经皮毒积蓄,应该怎样选择日用品

为了避免有害化学物质积蓄在体内,我们应该怎么做呢?

❀ 洗发水的健康使用法

使用洗发水被怀疑是经皮毒最易被摄入的途径,子宫内膜异位症等妇科疾病的发病可能与洗发水的使用有关。这是因为头皮部位的皮肤很薄,经皮毒吸收率较高,很多人每天都使用洗发水洗头发(有些人甚至一天多次),导致每天都在吸收经皮毒。

每天洗头发可以保持头发、头皮的清洁,虽然这不是一件坏事,但是因为洗发水里含有的有害性较高的化学成分可能会积蓄在体内,会对身体健康造成威胁。

另外,与洗发水相比,护发素中使用了毒性更高的合成表面活性剂,洗发水或护发素不冲洗干净的话,会有更大的毒性。在购买洗发水的时候,尽可能选择不含有合成表面活性剂和有害添加剂的产品,标签上写着"天然石碱""无添加石碱"的产品相对来说安全性更高。

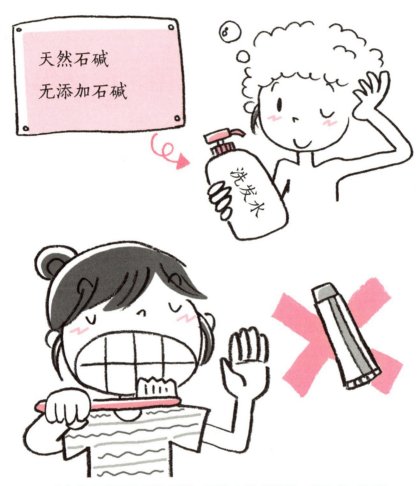

我们每天都要使用的牙膏、洗发水等日用品，真的选对了吗

🍀 尽量使用添加剂少的牙膏

市面上销售的牙膏中含有一种叫作月桂醇硫酸酯纳的物质，它是一种和洗发水中使用成分相同的合成表面活性剂，基本上没有什么预防龋齿、去除牙垢的效果。牙膏中含有的薄荷等香料成分，让我们在刷牙完后有种清爽的感觉，其实，只要我们认真刷牙就可以达到效果，因此这些成分完全可以舍弃。研磨剂虽然有让牙齿亮白的效果，但是，在吸收率较高的口

腔中使用合成表面活性剂带来的危害性更大。

龋齿也好、牙垢也好，只要我们认真刷牙就能预防或避免，如果使用牙线效果更好。对于一定要使用含添加成分牙膏的人来说，建议最好选用添加成分较少的牙膏。

沐浴过程中也需要特别留意

沐浴可以放松身心，在排毒方面也很推荐，但仍需要注意经皮毒的危害。在沐浴过程中，皮肤表面的温度升高，经皮毒的吸收率更高，沐浴液中的合成表面活性剂成分更容易进入体内。

当然，沐浴所使用的洗发水、护发素、沐浴液等应选择有害成分较少的产品，另外请检查一下泡澡粉的成分，市面销售的泡澡粉通常含有保湿剂和防腐剂等有害成分。

有些皮肤敏感的人或者过敏体质人群接触自来水也会感到疼痛或刺激，这是因为自来水中所含有的有害化学物质——为了净化污染日益严重的自来水而添加的含氯杀菌剂。

还要注意洗过的内衣裤和尿布

对于皮肤敏感的人或者过敏人群而言，衣物可能会引起皮肤粗糙、湿疹，导致这种结果的部分原因可能是衣物的尼龙面料或聚酯面料的反应，此外还受未清洗干净的洗涤剂的影响。

或许不是直接作用于皮肤的缘故，洗涤剂中添加了大量毒性较强的合成表面活性剂、致癌性的荧光增白剂和其他有害化学物质等。从部分因为洗涤剂而引起异常反应的病患案例中证实：那些容易被吸收的有害化学物

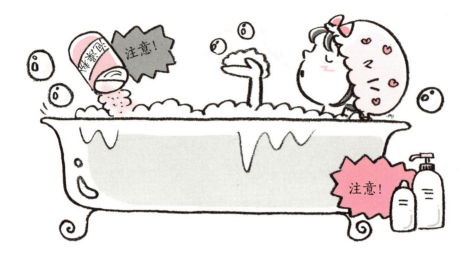

质,也会通过贴身的内衣裤等经皮肤吸收。

毒性较小的洗涤剂由石碱为原料,会写着"纯石碱"字样。在洗涤内衣裤和婴儿尿布时,请选择安全的洗涤剂。

❀ 为了美丽而使用的化妆品

查看一下市面上出售的化妆品的成分表就会发现,合成表面活性剂、有害性强的添加物比比皆是,这些本以为会使我们更加美丽而使用的化妆品其实是在给我们的肌肤和身体健康带来危害。

绝大多数的化妆品都含有合成化学物质制成的保湿剂,它使我们在使用化妆品后感到滋润。但是,这种保湿成分还有帮助其他有害成分侵入皮肤的作用,最终会导致皮肤受到伤害,变得更加干燥粗糙。

皮肤变得干燥,我们就会加大添加了合成化学物质的化妆品的用量,久而久之,形成一种恶性循环,合成化学物质会让我们的皮肤暂时变得滋润,但这是真正的美丽吗?

过敏体质的人对于天然成分也要加以注意

和含有化学成分的洗涤剂、化妆品相比，天然成分的产品较能让人放心，因为天然成分的作用比较缓慢，对我们的身体来说毒性较低。但是，若因为"天然成分""纯天然"等广告语而放松警惕，也是很危险的。因为有的产品中天然成分含量非常少，根本起不到任何作用。

市面上出售的产品为了防止腐烂、变质，都会加入防腐剂和成分稳定剂等，这些都是公认的有害成分。在购买之前，请仔细确认产品成分表。

另外，有些过敏症患者对某些天然成分也会有反应，比如米糠、大豆、蛋黄等成分会引发湿疹等。因此，请认真关注产品的添加成分。

防止食品污染和环境污染

怎样做才能防止食品污染和环境污染呢？

🌸 减少食品污染的重要性

现如今，为了使蔬菜长得又快又好，一般会在其生长过程中使用农药。虽然未使用农药的有机蔬菜价格会昂贵一些，但是选择它们不仅能让我们吃得更安全，也会让我们吃得更营养。

如果担心蔬菜受到农药、二噁英等有害物质的污染，可在食用前认真清洗，能削皮的尽量将皮削得厚一些，这样做可以大幅度减少污染程度。由于家禽、家畜在饲养的过程中会使用促进生长激素等，因此在选用肉类、蛋类和乳制品时，要选择正规商家的产品，在确认了产品的安全性之后再购买。

🌸 如何选择营养价值高的鱼类、贝类产品

因为海洋环境的恶化，海洋鱼类、贝类食入了大量的二噁英、水银等有害化学物质，流入海洋中的污染物质最终进入到我们人类的口中。当

然，鱼类、贝类中有很多维持我们身体健康必不可少的独有的营养，如 DHA（二十二碳六烯酸）和 EPA（二十碳五烯酸）等。请记住，只要不是长时间地只吃同一种鱼，鱼类是有益于身体健康的食材。

✤ 安全使用毒性较高的农药和杀虫剂

在公园、学校、幼儿园、高尔夫球场、河道、铁路、公路、机场用地、住宅等场所，都有可能喷洒农药。农药毒性高，对环境有较大的污染，如果毒素滞留在人体内，对身体健康的危害极大。在这一点上，家用杀虫剂、驱虫喷雾、园艺农药等的作用大同小异。

关于农药、杀虫剂的使用，每个人都应该慎重对待，尽可能减少使用次数和使用量。

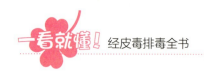

增强代谢功能活性，提高排毒效率

要提高排毒效率，增强身体机能，需要注意些什么呢？

增强代谢功能，提高排毒效率

对于身体血液内的有害化学物质，通过尿液排出是最有效的方式之一，因此提高身体代谢功能是排毒的重大课题。要提高身体的代谢功能，需要注意以下四点：

①健全肝脏功能，使排毒顺畅运行

肝脏的排毒功能若想正常运行，需要酶发挥作用，因此必须摄入优质的蛋白质。不过以肉食为主的饮食习惯容易造成蛋白质过剩，一个成年人每天摄入60—80克蛋白质即可。

另外，镁、锌、铬等矿物质可以辅助肝脏的酶发挥作用。因此，我们也应及时摄入，保持身体内矿物质的平衡。

②保证血液流动通畅，使有害物质能顺利被运送出去

一旦中性脂肪、恶性胆固醇和糖等物质滞留体内，就会阻碍血液中的有害物质通过尿液排出体外。因此，应该注意不要过多摄入动物性脂肪。

适度运动、大量补水有助于促进血液循环，激发代谢功能的活力。

③保证肾脏功能正常运转，使尿液排泄功能发挥作用

肾脏的功能是将血液中的有用物质和无用物质区分开来，并使无用物质通过尿液一起排出体外。因此，要保证作为血液"清洁工"的肾脏功能运转正常，才能保证身体内血液的流动顺畅。

④调节自主神经的平衡

持续性的不规律生活习惯和长期睡眠不足，会导致身体自主神经功能紊乱，而代谢功能受到自主神经的影响很大，这样一来身体的代谢功能也会降低。

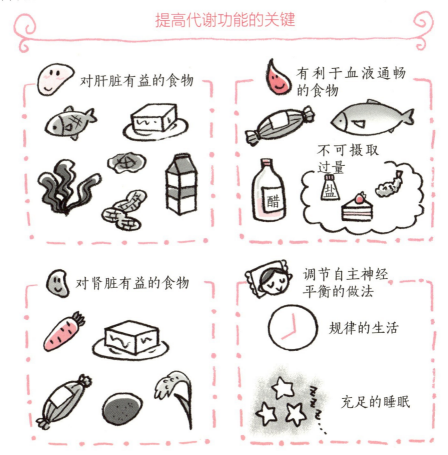

提高代谢功能的关键

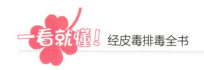

🌸 增强免疫力，击退毒素

身体的免疫力提高了，身体对于有害化学物质的抵抗力也会相应提高，这是排毒的关键要素之一。要提高身体的免疫功能，需要做到以下四点：

①建立良好的生活习惯

免疫功能受自主神经平衡的影响很大，生活紊乱会降低身体的免疫力，因此，根据身体生物钟来安排、调整生活习惯尤为必要。睡眠不足是免疫力降低的主要原因之一，所以要保证充足的睡眠。

体温降低也会使身体的免疫力降低，为此可以通过适度的运动、按摩等方式来促进身体代谢循环，提升体温。

抽烟和过度饮酒会使身体的免疫力降低，因此要尽可能控制。

慎重选择食品和日常用品，避免对身体有害的化学物质进入体内也十分必要。

②调整饮食结构

要提高身体免疫力，有必要调整饮食结构来保证营养摄入平衡，特别是要摄入一些有助于提高身体免疫力的维生素以及锌等矿物质。

③及时释放压力

压力过大也是免疫力降低的元凶之一，要学会及时释放压力。开怀大笑有助于激活自然杀伤细胞的活性。自然杀伤细胞是免疫细胞的一种，有击退癌细胞的作用，因此，请记得开怀大笑以提高身体免疫力。

④去除活性氧，防止老化

老化不仅会降低身体的各种功能，也是身体免疫力的敌人之一。多吃具有抗氧化作用的食物，去除活性氧，防止老化。

具有抗氧化作用的食物

多酚	红酒、可可、绿茶、李子脯、芝麻、山芋、茄子
β-胡萝卜素	胡萝卜、南瓜、青椒、椰菜等黄绿色蔬菜
维生素C	柠檬、草莓、猕猴桃等水果，芋头、苦瓜
维生素E	黄豆、花生、小麦胚芽、糙米、牛油果
茄红素	西红柿、柿子、西瓜、番石榴

使肠道重返年轻健康

肠道健康才能保证排便通畅，阻止肠道内有害菌的滋生，提高身体免疫力。请多吃含膳食纤维丰富的食物，它们有助于排出肠道中的无用物质和有害物质，促进有益菌的生长，保证肠道年轻健康。

①增加有益菌的秘诀

要增加有益菌就要每日大量摄入乳酸菌和双歧杆菌。肠道内的细菌总数是不会改变的，因此，摄入的乳酸菌和双歧杆菌并不是停留在肠道内，它们在经过肠道的时候会激发有益菌的活力，改善有益菌的生存环境，从而将有害菌取而代之。

②借助低聚糖的力量

摄入低聚糖也有助于有益菌的增加，因为低聚糖很难被消化和吸收，为了消化它，肠道内的有益菌不得不大量繁殖，这样就起到了改善肠道环境的作用。

此外，低聚糖还是肠道内乳酸菌、双歧杆菌的饵料，低聚糖和砂糖的不同之处是低聚糖不会让血糖值和中性脂肪升高，引起龋齿的可能性也不大。

吃什么排毒效果最好

排毒效果取决于饮食结构,不仅要吃得好,还要有利于排毒!

❀ 首先,要注意营养的摄入平衡

要想有好的排毒效果,首先要形成营养均衡的饮食结构。要提高代谢功能和免疫力,维生素和矿物质的摄入是非常必要的。我们身体所需的营养主要来自每日三餐,在外吃饭次数过多会影响营养摄入的平衡。而且,现在的食材多追求精工细作,无季节性的蔬菜也丧失了原有的营养价值。如果通过食物不能获得足够的营养,也可以通过营养补充剂补充维生素和矿物质。

❀ 想要排毒效果明显应该这么吃

想要排毒效果明显,在饮食方面我们要注意以下几点:

①控制高热量食物的摄入(有害化学物质容易积蓄在脂肪组织内,也会引起肥胖)。

②大量摄入膳食纤维(具有去除肠道内有害化学物质的作用)。

③积极摄入具有抗氧化作用的食物(可以防止老化,使身体机能迸发

活力)。

④大量摄入具有螯合作用的食物(能够与有害化学物质结合,促使有害物质更快地排出)。

⑤改变以肉食或以垃圾食品为主的饮食习惯(不良的饮食习惯会导致营养失衡,有害菌增加)。

⑥多摄入富含乳酸菌和双歧杆菌的发酵食物以及低聚糖(可以增加有益菌的繁殖,改善肠道内环境)。

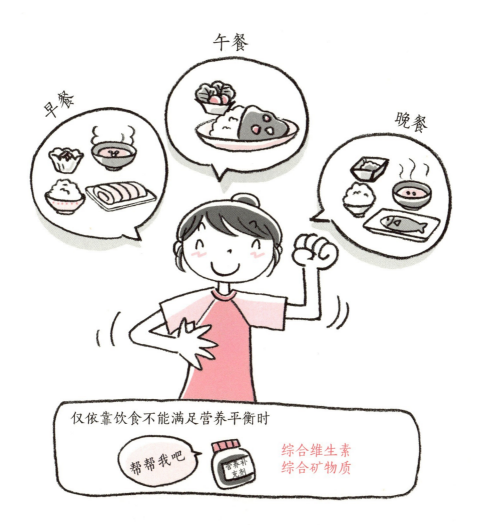

向您推荐日式饮食

日式饮食菜单中常见膳食纤维丰富的食材，如莲藕、芋头、魔芋等根茎类食材，也包含很多如酱油、味噌、纳豆、腌制品等发酵食物，另外，海藻类食材和菌类食材也含有丰富的矿物质。为了达到更好的排毒效果，改变高蛋白、高热量的欧美饮食习惯，向您推荐日式饮食食物。

香菜和糙米

在保证营养均衡的情况下，可以多食用具有螯合作用的食物。香菜的排毒效果非常明显。具有螯合作用和富含植酸成分的糙米也是一种有利于排毒的食材，它还含有大量的膳食纤维、维生素和矿物质。不过众所周知的是，糙米难以消化且吸收率较低，现在市面上出售的一种加工过的糙米，不仅做法简单，而且易于消化吸收。

长寿饮食法

长寿饮食法以糙米为主食，再加上一些季节性蔬菜、海藻类、菌类等食材，就可以保证营养的均衡摄入。同时，要尽可能地控制糖分、肉类、鱼和贝类食材的摄入量。

长寿饮食法符合排毒理论，已经成为主打健康、养生的指南，感兴趣的读者朋友可以尝试一下。

值得推荐的营养补充剂

市面上出售的以排毒为主要目的的营养补充剂，其主要功能有：提高代谢功能和免疫功能、抗氧化作用、螯合作用等。具有利尿功能和促进排便功能的营养补充剂虽然也被称作排毒补充剂，但是建议大家通过改善饮食习惯和生活习惯，达到利尿通便的目的。

关于营养补充剂，有以下这些推荐

α - 硫辛酸 B 族维生素的一种，具有螯合作用和抗氧化作用
左旋肉碱 氨基酸的一种，具有抗氧化、燃烧脂肪的作用
半胱氨酸 氨基酸的一种，具有抗氧化和提高代谢的作用
蛋氨酸 氨基酸的一种，具有抗氧化作用和螯合作用
辅酶 Q_{10} 细胞里的辅酶的一种，具有抗氧化作用，能够燃烧脂肪，提高免疫力
甲基磺胺甲烷（MSM） 硫化合物的一种，能够生成骨胶原，具有螯合作用

有关营养补充剂的注意事项

营养补充剂是饮食营养不足时作为营养补充而存在的辅助食品，请尽可能地通过饮食获得营养，而不是依赖补充剂。如果具有某种特定功效的营养补充剂摄入过量，也会破坏营养平衡。无论是维生素还是矿物质，都应在营养均衡的前提下补充。

有些市面上出售的营养补充剂，所含营养成分含量并没有达标，或者吸收率低、吸收效果很差，并不是价格昂贵质量就一定好。

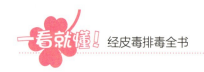

为了达到排毒效果，请积极摄入这些营养成分

> 向你推荐效果明显的排毒菜单

高营养、低热量

为了排毒需要，我们在平时的饮食中需要摄取足够的营养，它们不是高蛋白、高热量，而是充足的维生素和矿物质。过量饮食和高热量食物对于健康并不是好事，因为有害化学物质容易滞留在脂肪组织里，不利于解毒。

一个成年女性一天大约需要2000千卡热量，男性大约需要2500千卡热量，太胖的人最好摄取正常热量的70%—80%。

整理一份排毒菜单

饮食中如果能够实现营养均衡，再配合排毒菜单，就能够打造出排毒顺畅的健康体质。有提高代谢功能、增强免疫力的食材以及具有抗氧化作用和螯合作用的食材都可以加到排毒菜单中。

虽然营养补充剂可以集中加强排毒效果，但更重要的是通过日常饮食

有效排毒的缓慢生态法 第4章

来达到排毒的目的。快来制定一份既兼顾美味又有排毒效果的菜单吧。

排毒菜单中大力推荐的食材

- 富含矿物质的食材
  钙：小鱼、干虾、羊栖菜、牛奶、奶酪
  镁：海藻类、坚果类、糙米
  锌：牡蛎、鱼干、芝麻、可可豆、小麦胚芽、动物肝脏
  铬：鳗鱼、羊栖菜、扇贝、糙米
  硒：毛蟹、鲣鱼、鲽鱼、扇贝
  铜：动物肝脏、可可豆、牡蛎、豆类
  钼：纳豆、豆类

- 富含膳食纤维的食材
  根茎类：牛蒡、莲藕、白萝卜、洋葱、魔芋
  薯类：甘薯、马铃薯
  青菜类：卷心菜、油菜
  菌类：椎茸、杏鲍菇、口蘑、木耳
  海藻类：羊栖菜、裙带菜、海带
  谷类：糙米、全麦粉、荞麦、麦片
  干菜类：萝卜干、高野豆腐、琼脂、菌干

- 有益于血液畅通的食材
  醋、黑醋、梅子干、柠檬（柠檬酸）
  纳豆（纳豆菌）
  青鱼（DHA、EPA）
  荞麦（芦丁）

- 具有抗氧化功能的食材
  红酒、可可豆、绿茶、李子脯、芝麻、山芋、茄子（多酚）
  黄绿色蔬菜（β-胡萝卜素）
  水果类、马铃薯、苦瓜（维生素C）
  大豆、坚果类、糙米、牛油果（维生素E）
  番茄（番茄红素）

- 具有螯合作用的食材
  洋葱、椰菜、芦笋、菠菜（栎精）
  葱、韭菜、大蒜（烯丙基硫化物）
  糙米（植酸）
  苹果、秋葵、番茄（胶原质）
  大豆、乳制品、芝麻（蛋氨酸）
  香菜

127

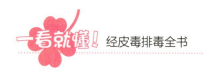

值得推荐的排毒法

市面上琳琅满目的排毒商品以及网络上多种多样的排毒方法，到底该如何选择呢？

❀ 哪一种排毒方法是有效的呢

市面上有很多兼具美容效果和减肥效果的排毒方法，既有价格高昂的美容套餐，也有短期见效的集中型排毒法，到底哪种方法更好、更容易被接受、更有效果呢？

不要忘记一点，排毒贵在坚持。如果短时间内取得了不错的排毒效果却没有坚持的话，有害的化学物质依然会滞留在身体内。请不要偷懒，要坚持不懈地从生活的各方面阻止有害化学物质进入体内。

❀ 大量摄入水分

排出有害化学物质的一个重要途径，就是使有害物质随着血液的流动通过尿液排出体外。因此，我们应当大量摄入水分、大量排尿。

人体每天所需的水分大约是1.5—2升，请尽量饮用不含有害化学物质的纯净水。也可以多喝矿泉水，但是不要过量饮用含有咖啡因的咖啡和绿茶。大量喝水不仅可以造成满腹感、降低食欲，还有刺激肠胃、缓解便秘的效果。

通过排汗排毒

虽然汗液排出的有害化学物质没有尿液多，但它也是有害化学物质排出体外的重要途径之一。由于排出的途径不同，因此排出的有害化学物质的种类也不同。

岩盘浴、高温瑜伽等都是效果不错的利用排汗进行排毒的方法。在家里也可以用热水泡浴，同样会取得不错的效果。

血液里的有害化学物质大多数是通过尿液排出体外的，只依靠出汗排毒是不够的，不过出汗可以加快身体的新陈代谢。

美容院里常通过高温沐浴促进排汗及全身按摩促进血液循环的方式达到排毒效果。

让肠道得到休息的"断食疗法"

"断食疗法"也是较为常见的排毒方法之一。

这里所说的"断食疗法"并不以减肥为目的，而是通过让肠道休息来调整肠道内环境的方法。断食的天数并不固定，一般可以实行一至几天。就算只吃早餐、午餐，只喝茶或水这种简单的断食也会起到一定的效果。

断食期间，原来一直忙于消化吸收的肠道可以暂时停止工作，将能量专注于排泄方面。排泄会变得更加活跃通畅，肠道内的环境也能得到改善，长期坚持还有助于改善便秘情况。没有了食物来源，有害菌也会逐渐

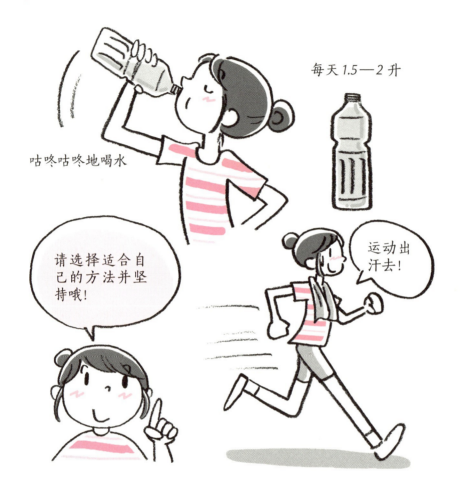

变得弱势,有益菌就可以逐渐占据主导地位。

不过,以排毒为目的的断食并不是为了快速减肥,虽说为了减少脂肪堆积减肥是必需的,但是急剧的减肥行为会导致大量的有害化学物质从脂肪组织中溶出并流入血液中,导致血液中的有害化学物质浓度增加而中毒。以减肥为目的的饮食控制,关键在于循序渐进。

为了调节肠道内环境、改善便秘而进行的肠道清洗与断食有一样的效果。

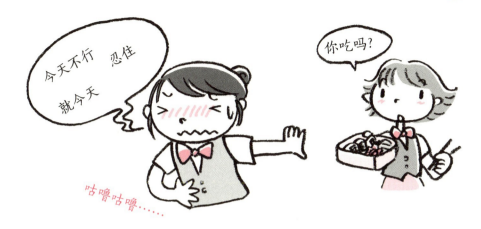

为了让肠道得到休息，推荐进行短期断食

🌸 了解中医与芳香疗法

中医、针灸和印度传统医学也对排出体内毒素有良好的效果。

芳香疗法是使用植物萃取物促进治疗效果的排毒方法。杜松这种柏科植物曾被用以增加杜松子酒的香气，其果实萃取精华有很好的利尿、解毒效果。杜松精油的芳香疗法是在沐浴露或按摩油中加入杜松精油。需要提醒注意的是，芳香疗法中所使用的精油纯度非常高，使用不当会有一定的危险，因此一定要遵照专业人员的指导。

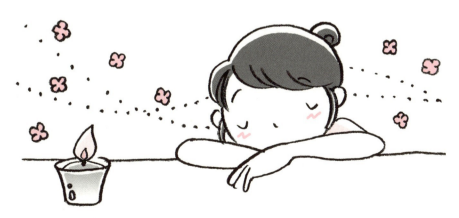

芳香疗法对解毒也有效果

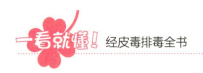

推荐有益于身心健康的缓慢生态法

将所有对心灵、身体、地球无用的物质进行"排毒",就是所谓的缓慢生态法。

🍀 排毒是一种健康法

排毒起源于美国,因其良好的美容和减肥效果风行于世,形形色色的排毒方法也越来越多。

排毒顺畅,身体的代谢功能和免疫力就会提高,皮肤会更有光泽,身材也更苗条。美容和减肥可以说是排毒带给我们的惊喜。女性朋友对美容和减肥都有着浓厚的兴趣,拥有健康体质,这些自然而然也会拥有。

在有害化学物质日益猖獗的现代生活中,排毒成为一种重要的健康法是必然趋势。

🍀 缓慢地将毒素排出体外

健康法中很重要的一点是坚持长期排出毒素。虽然短期的排毒方法也能将身体内的毒素排出体外,但是只要我们仍然生活在这种被有害化学物质包围的环境中,排毒效果很快就会被清零。

排毒健康法的关键就是要正视我们的生活环境,在日常生活中尽可能避免有害化学物质进入体内。从食材到日常用品的选择和使用,都要寻求适合自己的生活方式,不勉为其难地作出选择,这样才能长期坚持下去。比起短期效果,排毒的目标是要获得稳定的效果,哪怕过程缓慢。

❀ 放松心情也很重要

为了获得身体的健康,健康的心情也是必不可少的。世事多艰难,如果总是被心情左右的话,只会给心理增加过多的压力。积攒的压力就是心灵的毒素,需要乐观强大的心态和开朗的情绪来缓解、释放压力。为此,

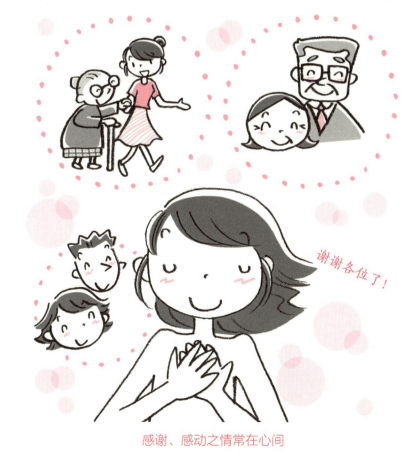

感谢、感动之情常在心间

保持良好的心态非常重要，怀着感恩之心及时表达感谢也是保持心情愉悦的好方法。

"放肆地哭"和"开怀地笑"也能够释放压力。哭泣和微笑能够促进有益身体健康的荷尔蒙分泌，还能提高身体免疫力，请不要忘记这些发自内心的情绪。

增强环境意识

损害身体健康的有害化学物质正在危害地球的环境，有害物质不仅污染了海洋和河流，空气也会受到污染。如果不尽早解决地球变暖的问题，将对地球生态造成不可逆转的严重影响。

环境污染问题已经严重危及我们的健康，最令人担忧的是，我们还在不断地给下一代和尚未出生的孩子们的生存环境制造威胁。我们应该尽自己的力量让地球慢慢地恢复干净和美丽。

缓慢生态法是什么

我们要循序渐进地排出心灵、身体、生活环境中所积攒的毒素，不要急于追求排毒的结果，这也可以被看作排毒健康法的最高境界，笔者将其命名为"缓慢生态法"。

人类本应健康，环境本应洁净，为了自己和自己所爱的家人，让我们每个人都将自己力所能及的事情长期坚持做下去吧。

基于缓慢生态法的排毒法

1. 尽量避免有害化学物质进入体内

生活中要尽量避免有害的化学物质经口、呼吸道或皮肤进入体内，如果做到了这一点，并且在身体的代谢功能、免疫功能、肠道功能正常工作的情况下，体内的毒素就会被排出体外。

2. 不要被商品的便捷性和使用感受所迷惑

我们在选择商品的时候，如果仅仅关注商品的便利性和使用时的感受，很有可能会购买到有毒害的商品。选择一些使用不是那么方便但安全的产品是很有必要的。

3. 对于我们的身体和地球所不需要的物品，要坚持三不原则：不买、不用、不相信。

为了减少身体和地球不需要的物品，作为消费者，应在选择商品时候遵守"不买、不用、不相信"三不原则。

4. 不要急于追求效果

真正的健康需要花费一定的时间才能达到目标。为了保证排毒效果不出现反弹，最重要的是选择自己能够接受的排毒方法并坚持下去。

5. 更加自觉地爱护环境，避免对健康有害的环境污染行为

不论是对人类还是地球，环境污染都是一个非常严重的问题，我们应该从减少生活垃圾开始，为保护环境行动起来。

6. 尽可能地享受每一天

情绪是否健康会从身体的状态上反映出来，过度勉强自己和过大的压力是身体健康的大敌，能否心情愉悦地度过每一天取决于自己。

后 记

我们的生活环境正在加速恶化，以前被认为成分安全的食品和日用品，现在却有可能存在危险。当然，企业在开发新产品的时候，也会考虑安全性，但是这并不能让我们减少担忧和焦虑。因为基于经济性和便利性而开发出来的产品，有可能在将来的某一天成为危险所在。

在医学界，十年前被认为正确的做法随后被发现是错误的，这种案例并不少见。在不久的将来，人类会进入一个不确定因素更多、安全性更加难以保障的时代，在这样一个没有指路牌、没有正确引导的时代，我们该如何生存下去，这个问题拷问着每一个人。

因此，我们应该按照自己的想法行动起来，选择适合自己的生活方式。为了自己和家人的健康、为了改善地球的环境，我们对危险的产品要做到"不购买""不摄入""从体内排出"三原则。